Las enfermedades infecciosas en la historia humana

Las enfermedades infecciosas en la historia humana

Juan Manuel Sánchez Yáñez

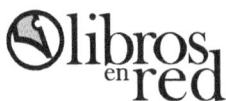

Olibros
en red

www.librosenred.com

Dirección General: Marcelo Perazolo
Diseño de cubierta: Daniela Ferrán
Diagramación de interiores: Federico de Giacomi

Primera edición en español - Impresión bajo demanda

© LibrosEnRed, 2011
Una marca registrada de Amertown International S.A.

ISBN: 978-1-59754-645-4

Para encargar más copias de este libro o conocer otros libros de esta colección visite www.librosenred.com

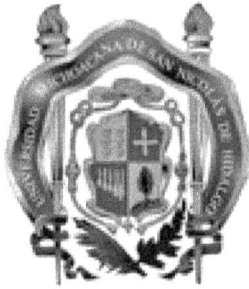

COLABORADORES

Dra. Marta Mendoza Velasco
Cáncer de Mama y Epidemiología
Facultad de Medicina.
UMSNH.
Morelia, Mich, México.

Dra. Liliana Márquez Benavides
Manejo de Residuos Sólidos y Medio Ambiente
Instituto de Investigaciones Agropecuarias y Forestales
UMSNH.
Morelia, Mich, México.

MC. Juan Carlos Carrillo Amezcua
Gestión Ambiental
Microbiología Ambiental
Instituto de Investigaciones Químico-Biológicas
UMSNH.
Morelia, Mich, México.

Dra. Nabanita Dasgupta Shubert
Fitorremediación
Lab. Interacción Microorganismo-Suelo-Planta
Instituto de Investigaciones Químico-Biológicas
UMSNH.
Morelia, Mich, México.

Dr. Javier Anselmo Villegas Moreno
Hongos Micorrícicos
Lab. Interacción Microorganismos-Suelo-Planta
Instituto de Investigaciones Químico-Biológicas
UMSNH.

Dr. Samuel Pineda Guillermo
Entomología
Instituto de Investigaciones Agrícolas Pecuarias y Forestales
UMSNH.
Morelia, Mich, México.

Dr. Otoniel Buenrostro Delgado
Manejo de Residuos Sólidos y Medio Ambiente
Instituto de Investigaciones Agropecuarias y Forestales
UMSNH.
Morelia, Mich, México.

Dr. Rodolfo Farias Rodríguez
Ecología Microbiana
Instituto de Investigaciones Químico-Biológicas
UMSNH.
Morelia, Mich, México.

Dra. Gloria Menjívar
Genética Humana
Facultad de Medicina
Universidad de San Salvador, Salvador, C.A.

Biol. Luis Macías Nava
Educación Ambiental
Universidad Vasco de Quiroga,
Morelia, Mich, México

Dra. Libertad Leal Lozano
Educación Ambiental
Facultad de Ciencias Biológicas
Universidad Autónoma de Nuevo León.
Monterrey, N.L. México.

DEDICATORIA

A Jesucristo, por la bondad inmerecida en mi vida.

A la memoria de Consuelo Yáñez García, ejemplo de amor y compromiso hacia el prójimo, quien quiera que sea.

A la memoria de Raúl, Rubén, Héctor, Felipe, José, María, Esther, Juan, Melina, Alexis y Valeria.

A Juan Manuel Sánchez Marín por ser un ejemplo de fortaleza y disciplina.

A María del Rosario, Mercedes Julieta, Mario, Raúl, María del Consuelo, Verónica, Esthela, Sandra Luz, mi pasado y presente.

A Jeanneth Caicedo Rengifo por el amor y apoyo otorgados cada día para lograr este propósito.

A Ce, Cla y Ci, motivos hechos realidad.

A mis profesores y amigos: Dr. Eduardo Aguirre Pequeño, fundador de la FCB-UANL; Dr. Juan José Peña Cabriales y familia; Dr. Ronald Ferrera Cerrato y familia; Dr. Jorge S. Marroquín de la Fuente, promotor de la carrera de QBP; al QBP José Ruíz Ordoñez, mi leal amigo; a mi gran amiga Janis Smith y Luis (EE.UU.); y a John Donani (Líbano). Al Dr. Tran Van Van, Sra. Dora María y (†) Arq. Abelardo Gómez P.

A la ETIC-70, al IACT de Aguascalientes, Ags., México.

A Colombia, mi país por elección.

Prólogo

En general se considera que los cambios sociopolíticos son consecuencia de la competencia por el poder, del dominio económico y de la lucha de clases. Sin embargo, habrá que reflexionar si esas razones son realmente las verdaderas para entender tales modificaciones en el curso del devenir de la humanidad hasta la actualidad. En esta antología se intentó mostrar una arista diferente del progreso o retraso humano en función del impacto de específicos microorganismos responsables de enfermedades infecciosas.

En este sencillo y breve ensayo, se realizó un análisis de ciertas enfermedades infecciosas de la historia, en las cuales los microorganismos y los virus han cambiado drásticamente distintos aspectos del comportamiento de las sociedades humanas.

Marx escribió, en *El Capital*, que uno de los cincos puntos básicos del comunismo es que la historia podría interpretarse desde el punto de vista económico. No obstante, a continuación, se muestra en los diversos capítulos que tal visión es relativa, como todo en la vida humana. Lo que ha sucedido y lo que vendrá en el futuro es el resultado de una compleja interacción de factores sociales, biológicos y financieros.

Roberto Koch y las enfermedades infecciosas en el siglo XIX

Juan Manuel Sánchez-Yáñez,
Nabanita Dasgupta-Schuber y
Liliana Márquez Benavides

Contenido

Resumen

El método científico tuvo su origen en el pensamiento de los primeros filósofos griegos. Sin embargo, su aplicación llevó siglos de madurez intelectual en hombres que, en la búsqueda de la verdad, iniciaron un cambio en la concepción del origen de las enfermedades infecciosas del siglo XIX, motivo y motor de los pioneros de la microbiología, como Robert Koch. El objetivo de este breve ensayo es mostrar la trascendencia del trabajo de investigación de Koch en las enfermedades infecciosas, para su conocimiento y prevención.

Palabras clave: enfermedad, prejuicios, ignorancia, salud, microbios.

I. Nace un pilar de la microbiología de las enfermedades infecciosas

Robert Koch, médico y pionero de la microbiología, nació el 11 de diciembre de 1843, en Klausthal, cerca de Hannover, Alemania (1, 3).

En 1862, ingresó en la Facultad de Medicina de la Universidad de Gotinga. Fue médico del ejército en la guerra franco-prusiana, de 1870 a 1871. Luego, tuvo a su cargo dos hospitales en el condado de Wollstein, pueblo de 3.000 habitantes, en la provincia prusiana de Posen. Además, inspeccionaba los servicios sanitarios y, eventualmente, las enfermedades infecciosas del ganado.

En 1850, expuso su teoría acerca de las "enfermedades infecciosas (EI) transmitidas por la acción de agentes vivientes microscópicos". Koch, con su inteligencia y visión, resolvió demostrar lógicamente que la acción de esos seres microscópicos en la salud de humanos y animales no era por azar, sino consecuencia de las condiciones ambientales para su acción patogénica, como la falta de higiene, el hacinamiento y la miseria (4,6).

II. La microbiología: una herramienta contra las enfermedades infecciosas

El microscopio fue clave para demostrar que la actividad microbiana infecciosa existe en humanos, animales y vegetales.

Los médicos griegos y romanos inspiraron a los modernos que suponían que las EI eran causadas por espíritus malignos. Koch utilizó su microscopio para observar la sangre de humanos, ovejas, vacas y caballos muertos por ántrax. La bacteria que detectó en su microscopio tenía forma de bastón, con una estructura refringente que llamó *cristal,* y perlas, respectivamente. Pensó que ambas eran causantes del ántrax. En el laboratorio, con un diseño experimental conocido hoy como *postulados de Koch,* inoculó ratones blancos con sangre de un animal infectado con ántrax (5, 8). Con una astilla de madera tomó sangre de una oveja muerta por EI y la inoculó en una herida de la cola de ratones. Al día siguiente habían muerto. La autopsia de los animales probó que la sangre y el bazo contenían esos bastones. Con esta técnica reprodujo las EI. Además, cada vez que sembró el bastón en un caldo nutritivo preparado a base de carne de res, sin grasa, probó que este se multiplicaba en cuestión de horas. También diseñó una técnica para el cultivo del bastón. Así multiplicó la bacteria del ántrax en el líquido del ojo de un buey. Este fue uno de los primeros medios de cultivo para el cultivo artificial de microbios a partir de una gota de sangre.

Asimismo, aisló este bastón y reconoció que, en realidad, era de un solo tipo; así que lo cultivó por ocho generaciones para inocular ratones y demostrar que tenía la capacidad patogénica para causar el ántrax o carbunco (2,9).

Sobre la base de las pruebas anteriores, Koch demostró la existencia de seres microscópicos vivos que se reproducen artificialmente (5, 10). La respuesta de los ratones del laboratorio a la inoculación con este bastón fue su muerte. Estos experimentos fueron clave para que otros brillantes científicos de esa época, como Pasteur, les demostraran a los campesinos la forma de vacunar a su ganado y protegerlo contra el ántrax. Koch encontró que, a baja temperatura, el bacilo del ántrax se convierte en una estructura refringente semejante a una perla llamada *espora*, la que sobrevive en latencia en el suelo donde se pastorea el ganado. Si la espora ingresa en un animal de sangre caliente, se transforma en una bacteria activa que le causará el ántrax, lo matará y lo convertirá en una fuente de infección de las EI y, consecuentemente, en epizootia en cualquier otra clase de ganado.

Más tarde, Pasteur demostró que las lombrices del suelo llevan las esporas del ántrax desde los animales enterrados hasta la superficie del suelo, en donde también infectan al ganado sano. A partir de entonces, Koch les recomendó a los campesinos quemar los cuerpos de los animales muertos por ántrax o bien enterrarlos profundamente en un suelo frío para que las esporas de la bacteria del ántrax mueran. Durante tres años, el médico realizó experimentos con el bacilo del carbunco mediante un diseño lógico, sistematizado y reproducible para probar el origen de las EI, ya que la bacteria infecta no solo al ganado, sino también a humanos que viven bajo ciertas condiciones ambientales (6, 7). En 1876, tras un arduo trabajo de investigación, logró cultivarlo de manera axénica y hoy se lo conoce como *Bacillus anthracis* (2, 11).

III. El descubrimiento de enfermedades infecciosas bacterianas

En su laboratorio en Wollstein, Alemania, Koch diseñó y mejoró las técnicas empleadas en bacteriología (subdivisión de la microbiología que trata exclusivamente de las bacterias), como: la caja de Petri; el agar, como sustituto de la gelatina, para solidificar medios de cultivo líquidos; técnicas de coloración general y específica para ciertas bacterias patógenas humanas y animales, y métodos de aislamiento (la dilución seriada en tubo y la siembra en caja de Petri) (8, 10). Koch investigó, además, otras EI bacterianas causadas por heridas. Para ello recomendó aplicar vacunas para su prevención, ya que el 75 % de los soldados amputados no sobrevivían a la operación en el hospital, pues las bacterias patógenas humanas se reproducen rápidamente en el tejido, en un tiempo relativamente corto y, sin la aplicación de un antibiótico adecuado, provocan septicemia: una invasión bacteriana en el sistema sanguíneo, que causa una muerte acelerada del enfermo.

En la época de Koch, sin el uso de jabones ni desinfectantes, como el alcohol o el peróxido de hidrógeno, las heridas infectadas con bacterias patógenas ocasionaban una elevada mortalidad, de un 40% a un 80% de los enfermos. Con la experiencia de estos hechos, Koch influyó en el quehacer y en la actitud del médico inglés Joseph Lister, para que este intentase aplicar, de manera general en esas heridas, vendas impregnadas con fenol y, por lo tanto, eliminara los microorganismos patógenos. Esta es una forma de evitar su actividad patogénica, aunque Koch no conocía con exactitud el mecanismo bactericida del antiséptico para eliminar los microorganismos patógenos. Con estas primeras acciones de prevención, se dio inicio a la antisepsia como aspecto fundamental en el tratamiento de cualquier clase de herida.

IV. El método científico y la microbiología médica

El primer objetivo de Koch fue establecer un esquema eficaz para el aislamiento e identificación de los agentes responsables de las EI implicados en las principales epidemias de esa época.

También desarrolló técnicas de esterilización, como la técnica húmeda en autoclave, para destruir las bacterias patógenas en el agua y los alimentos (2). Investigó, además, la pandemia de la tuberculosis, que causaba la muerte de siete de cada diez habitantes del mundo occidental. Los médicos prominentes de la época suponían que esta EI era provocada solamente por una desnutrición aguda crónica y no por un agente infecto-contagioso, que luego fue conocido como: *Mycobacterium tuberculosis,* único responsable de la tuberculosis y al que, desde entonces, se lo llamó "bacilo de Koch" en su honor. El médico lo cultivó en caldo de carne de res, sin grasa, y con *M. tuberculosis* reprodujo esa EI en animales del laboratorio. Demostró, así, que la bacteria es viable en el aire, ya que al asperjarla en ratones, conejos y cobayos en un ambiente controlado de bioterio, comprobó que, una semana después, estos animales habían muerto por causa del bacilo de Koch (1).

V. La epidemiología se apoya en la microbiología médica

En 1893, se produce la aparición del cólera en Egipto. Esta pandemia llegó a Occidente desde la India. En 1866, causó 155.000 muertos en Prusia y, en Niemegk, cerca de Berlín, uno de cada diez habitantes murió a consecuencia de esa EI (5, 10).

Koch fue a Alejandría (Egipto) y con su grupo médico aisló diferentes bacterias que inoculó en monos, perros, gatos y ratones con muestras de personas muertas por cólera y analizó los tejidos de cientos de animales de laboratorio para descubrir la causa de esta enfermedad. Con la ayuda de una técnica exclusiva de tinción, al examinar los tejidos en el microscopio, detectó la bacteria del cólera a la que llamó *Vibrio comma* o vibrón "El Tor".

El grupo de trabajo científico de Koch descubrió el principio de la epidemia de cólera en la India. Esta EI es endémica de las lagunas de ese país, donde la gente se bañaba, lavaba su ropa, arrojaba toda clase de desechos, incluso heces humanas, y después bebía el agua. Con esta información, Koch y sus colaboradores supusieron que el cólera se transmitía por el agua, por la ropa y por los alimentos contaminados con el *V. comma,* y por ello recomendaron que el agua tenía que filtrarse o hervirse cuando provenía de la red de abastecimiento público y propusieron mantener un permanente sistema de vigilancia sanitaria (2).

En 1896, en África del Sur, investigó una epidemia de fiebre biliosa hematúrica que acabó con el ganado, para la que elaboró una vacuna que salvó a dos millones de animales de granja en una colonia del Cabo (1, 8). En 1897, fue a Bombay (India) para investigar la causa de la peste bubónica y la malaria, EI que ayudó a controlar eficazmente (3, 7, 9).

En 1905, recibió el Premio Nobel de Fisiología y Medicina por su investigación sobre la tuberculosis humana y animal (2). En 1906, en África Oriental, en las islas del lago Victoria, murieron 20.000 personas de una población de 35.000 por causa de la enfermedad del sueño. Koch descubrió que esta era transmitida por la picadura de la mosca tse-tsé (*Glosina sp.*), insecto vector del protozoario hemoflagelado, conocido como *Trypanosoma gambiense* o *T. rhodesiense.* Su recomendación fue secar las zonas infestadas por el insecto para evitar su reproducción y, además, sugirió la aplicación de un fármaco que disminuyó la mortalidad de los enfermos hasta en un 90%.

Koch legó a la microbiología y a la ciencia en general el método científico: un sistema lógico, racional y ordenado para resolver diversos problemas de salud pública y sanidad animal, que se aplica en otras situaciones similares (6).

VI. Conclusión

Una nueva generación de médicos, inducidos por las investigaciones de Koch en la microbiología médica, permitió el descubrimiento de nuevos agentes microscópicos patógenos responsables de EI en humanos y animales, que causan pandemias, como el tifus, la lepra, la difteria, el paludismo, el tétanos, la pulmonía, la disentería y la peste bubónica.

Koch fue un pionero en la eterna lucha de la humanidad por prevenir, detectar y curar las EI del hombre y de los animales. Con las aportaciones de su trabajo científico, contribuyó a mejorar la calidad de vida de la sociedad. Su vida fue un ejemplo de dedicación al servicio del bienestar humano y lo sigue siendo.

Agradecimientos
A Beatriz Noriega-Gamboa, Yasmin Lilian García-Espinosa y Siloé Gutiérrez-Gaxiola por su paciencia para la escritura.

VII. Bibliografía

1. Atlas, R.M. y Bertha, R. (1998). *Microbial ecology fundamentals and applications* (4.a ed.). Addison Wesley Longman Inc., pp. 1-24.

2. Brock, T. D. (1998). *Biology of microorganism* (2.a ed.). EE.UU.: Prentice Hall, pp. 30-45.

3. Brock, T.D. (2000). *A life in Medicine and Bacteriology* (1.a ed.). EE.UU.: American Society of Microbiology, pp. 10-20.

4. De Kruiff, P. (1995). *Cazadores de Microbios* (10.a ed.). Limusa, pp. 48-59, 100-120.

5. Gaedemann, C. (1979). "Roberto Koch: enemigo de los microbios". *Selecciones del Reader's Digest.* (78), pp. 133-138.

6. Greene, J.E. (1965). *100 Grandes Científicos* (2.ª ed.). México: Diana, pp. 288-291.

7. Guillot J. y Kumar, M. (1997). *Science and the retreat from reason.* New York: Monthly Review Press.

8. Perutz, MF. (1998). *I wish I'd made you angry earlier: essays on science, scientists and humanity.* New York: Cold Spring Harbor Laboratory Press.

9. Rymond, S. (1998). *Life sciences and health challenges.* New York: New York Academy of Sciences, p. 105.

10. Sarton, G. (1998). *The history of science and the new humanism.* Oxford, UK: Transaction Publishers.

11. Wistreich, G. (1998). *Microbiology perspectives.* EE.UU.: Prentice Hall, pp. 2-12, 25-38.

Louis Pasteur: un pilar de la microbiología, ciencia al servicio de la humanidad

Juan Manuel Sánchez-Yáñez,
Javier Anselmo Villegas Moreno y
Otoniel Buenrostro Delgado.

CONTENIDO

Resumen

La microbiología es una ciencia que fue desarrollada exitosamente por Louis Pasteur, uno de los investigadores más importantes en el área, y sigue siendo fundamental aun en esta primera década del siglo XXI. Es la base de nuevos hallazgos en la biología y en el conocimiento, comprensión y uso en actividades que involucran seres microscópicos indispensables para el avance y la calidad de la vida humana, animal y vegetal. El objetivo de este breve ensayo es analizar algunas de las investigaciones científicas de Pasteur creadas en beneficio de la humanidad.

Palabras clave: microbios, vinos, rabia, vacuna.

I. Antecedentes

En octubre de 1831, Louis Pasteur, de nueve años, hijo de un curtidor de Arbois, un pequeño pueblo al este de Francia, observó a un agricultor que era atacado por un perro rabioso y preguntó a su padre: ¿qué vuelve rabiosos a los perros?, ¿por qué las personas mordidas por estos mueren? Posteriormente, como investigador de seres microscópicos, descubrió el agente responsable de la hidrofobia o rabia, lo aisló y encontró una vacuna para su cura. De esa forma halló la solución a un problema de salud humana del pasado y de la actualidad.

Carlos Linneo (1707-1778), taxónomo sueco de toda forma de vida, no mostró interés en investigar microorganismos y señaló: "Son demasiado pequeños y confusos: son parte de la clasificación del caos". Por el contrario, Pasteur, a los veinte años, era profesor auxiliar en el colegio de Besnzo, y su mente estaba lista para el reto de estudiar con precisión la actividad de los agentes microbianos en la vida humana, animal y vegetal (1, 2).

II. Los agentes microscópicos
en la conversión de la materia orgánica

En 1837, en Francia, el investigador Charles Gagniard de la Tour analizó un tipo de microbio, conocido como "levaduras". Trabajó con la fermentación de la cebada y detectó con el microscopio que las levaduras se multiplicaban al formar yemas, que emergían como los embriones de las semillas al germinar, y reconoció que las levaduras convertían los almidones de la cebada en el alcohol de la cerveza.

Por su parte, en Alemania, el investigador Theodor Schwann (1810-1882) publicó que los microorganismos causaban la putrefacción de la carne. Para probarlo, colocó carne cocida en un frasco limpio e hizo pasar una corriente de aire por tubos calentados. Así demostró que la carne se conservaba sin corromper. Al destapar el frasco, dejaba entrar el aire con microbios, y dos días más tarde la carne se descomponía. Para entonces, Pasteur era profesor y decano de la Facultad de Ciencias de Lille, y fue en ese sitio donde demostró al mundo la importancia de los microbios en la vida humana y en la industria del vino y de los alimentos.

A fin de comprobar que las bacterias eran responsables de cambios en la materia orgánica, llenó matraces con leche y con orina, los calentó en agua hirviendo, fundió con soplete los cuellos para sellarlos y, de esa manera, los conservó por años. Cuando los abrió, demostró que la leche y la orina estaban intactos. Pensó que sin microbios, la leche y la orina no se descomponen; mientras que, en otros matraces con leche y orina sin hervir, los agentes microscópicos se multiplicaron. Con ello comprobó que el oxígeno fue consumido por las bacterias, al atacar los componentes orgánicos de esos productos animales. Entonces, Pasteur concluyó: "Sin microbios que realizan una labor de limpieza en la naturaleza para eliminar la materia orgánica muerta animal, vegetal o humana, la vida sería imposible" (3, 4).

III. La innovación en la industria del vino: la pasteurización

Monsieur Bigo era un destilador de alcohol que consultó a Pasteur: "Tenemos dificultades con la fermentación de la uva para obtener vino de mesa, orgullo de Francia, perdemos miles de barricas". El investigador de microbios tomó muestras de una sustancia gris y viscosa de las cubas y recogió la pulpa de la uva sana en la fermentación (que producía alcohol), sin tener idea de cómo ayudar a Bigo, ya que ignoraba que al fermentar el azúcar, este se transformaba en alcohol por levaduras. En el laboratorio examinó el microscopio y la sustancia de las cubas sanas, y observó que no tenían levaduras, pero sí encontró bastoncitos en cadena, que supuso que producían ácido acético y no alcohol. Esos bastoncitos del líquido de las cubas competían con las levaduras y las vencían, entonces buscó una forma de eliminar esas bacterias para evitar que liberaran el ácido láctico en las cubas. Para ello, Pasteur consiguió botellas de vino, amargo y viscoso, y aunque sabía que las levaduras transformaban el mosto en vino, estaba seguro de que otro microorganismo era responsable de su acidez. Al examinar el vino viscoso con el microscopio, observó bacterias: una especie que infectaba el vino sano. Los vinicultores no creyeron en el diagnóstico de Pasteur, quien con una pipeta afirmaba, al analizar el vino con el microscopio, si estaba "sano u enfermo". Sin embargo, un catador comprobó que Pasteur estaba en lo cierto.

El investigador y su ayudante Duclaux trabajaron en este problema, con el fin de evitar la actividad de esas bacterias perjudiciales en el vino sano, e idearon un invento que, al calentar el vino por debajo del punto de ebullición, causaba que las bacterias del ácido acético murieran al mismo tiempo y que el vino se mantuviera sano. Actualmente, este procedimiento es de valor sanitario en la conservación de alimentos como la leche y otras bebidas, y se conoce como "pasteurización". Gracias a este aporte tecnológico, los vinicultores y la industria del este de Francia aprendieron a conservar el vino sano, al igual que otros alimentos (6, 8).

IV. La teoría de la generación espontánea

En esa época la pregunta de investigadores como Pasteur fue: "¿Cuál es el origen de los microbios que descomponen la leche, el vino de mesa o que enrancian la mantequilla desde Groenlandia hasta Tierra del Fuego?". Al igual que Koch, pensaba que era imposible que los microbios procedieran de la materia inerte. Antoine Balard (1802-1876), profesor de química en París, se enteró de que Pasteur había buscado esa respuesta. Al igual que su colega alemán, suponía que, en efecto, las bacterias y las levaduras provenían del exterior, que estaban adheridas a las partículas microscópicas del polvo del aire o atmósfera del tipo "arcilla" que, por lo ligero, no tendría problema para suspenderse y trasladarse a cualquier lugar del planeta y llegar al ambiente orgánico o inorgánico. Pero ¿cómo demostrarlo? No tenía idea. Pensó que, tal vez, "al unir ese aire sin calentar el caldo hervido". No creía que los microbios nacían espontáneamente en el caldo, sino que caían o se introducían con el polvo contenido en el aire. Balard sugirió a Pasteur: "Necesita un matraz que permita la entrada del aire, pero no el polvo". "¿Cómo?" preguntó Pasteur. "Coloque el caldo en un matraz esférico, ablande a fuego el cuello del matraz y estírelo hasta convertirlo en un tubo delgado, que doblará hacia abajo y que imite el cuello de un cisne en actitud de sacar algo del agua", respondió Balard y diseñó un boceto. Pasteur entendió el experimento: "Los microbios no entrarán en el matraz porque el polvo al que se adhieran se precipita por efecto de la gravedad en la curvatura del tubo, previa a la entrada de la boca del matraz". Entonces, llenó los matraces con caldo de cultivo, fundió y estiró los cuellos, los dobló hacia abajo como el cuello de un cisne, como el rabo de un cerdo o igual que una coleta de chino e hirvió los matraces con el caldo para expulsar el aire. Luego dejó entrar el aire sin calentar y, como lo supuso sin polvo, tuvo éxito, pues en la actualidad algunos de esos matraces aun permanecen estériles. Este hecho fue la base para descartar la teoría de la generación espontánea y para explicar el origen de la vida en la biología, lo que cambió el pensamiento científico desde esa época hasta el presente (1, 3, 5, 7, 9).

V. La industria de la seda y la patología de insectos

Pasteur enfrentó el reto de los gusanos de seda, a pesar de que no distinguía los sanos de los enfermos, ya que una epidemia aniquilaba a millones de ellos. El investigador aprendió que una crisálida se transforma en mariposa salida de un capullo al poner huevos que, incubados, daban origen a nuevos gusanos de seda. La enfermedad responsable de la muerte de esos gusanos se conoce como "pébrine", por las manchas negras como puntos de pimienta que cubrían el cuerpo de los infectados. Al analizarlos en el microscopio, encontró bacterias en el interior de los insectos y supuso que esas eran el origen de la pébrine. Al observar gusanos sanos en las ramas de moreras que tejían capullos y luego examinarlos con el microscopio, detectó que no tenían bacterias en su interior, pero otros que no se movían en esas ramas mostraban una diarrea gaseosa. Pasteur reflexionó: "Tengo gusanos sanos, ¿morirán si los mezclo con hojas de morera manchadas con las deyecciones de los enfermos?". Realizó una prueba: alimentó los gusanos saludables con hojas de mora mezcladas con mariposas enfermas; en consecuencia, esos gusanos murieron lentamente cubiertos con puntos negros en el cuerpo. Pasteur pensó que se habían infectado con la bacteria causante del pébrine; al mismo tiempo, los gusanos sanos alimentados con hojas de mora sanas tejieron sus capullos y dieron nacimiento a mariposas normales. André Gernez, un colaborador cercano a Pasteur, lo ayudó a comprobar que esas bacterias provocaban la muerte de los gusanos. Pasteur les explicó a los sericultores: "Las manchas en el cuerpo de los gusanos de seda son síntoma de la enfermedad". Si el cuerpo entero de cada gusano se examinaba con cuidado y no tenía bacterias, era garantía de que estaban sanos. Los sericultores siguieron ese consejo con el cual el investigador aseguró que los gusanos obtenidos crecerían sanos y, en consecuencia, se lograría una producción de seda excelente. Pasteur descubrió que la bacteria causante de la pébrina procedía del exterior y enseñó a los sericultores la manera de prevenir la infección en los gusanos sanos. De esta forma nunca deberían alimentarlos con hojas manchadas por los gusanos enfermos (4, 5, 7). Pasteur contribuyó a mejorar la calidad en la industria de la seda francesa, al igual que al auge de la industria vinícola, pues ambas daban empleo a miles de franceses. Su obra científica y tecnológica fue más allá de las aulas y los laboratorios de investigación en beneficio de la sociedad de la época (8, 10).

V. Conclusión

En la actualidad la humanidad tiene una deuda con Pasteur quien, sin el apoyo de un laboratorio especializado ni de un equipo sofisticado, logró descubrir seres microscópicos que cooperan con la vida humana y participan en actividades como: la fabricación de vacunas y la prevención del deterioro de alimentos y de bebidas alcohólicas.

Su contribución científica y tecnológica cambió el pensamiento de los investigadores y de la sociedad para reconocer que los microorganismos son indispensables para la vida, a pesar de ser invisibles al ojo humano. Finalmente, Pasteur demostró que el tamaño de los microorganismos es inversamente proporcional a su valor en la naturaleza.

Agradecimientos

A la CIC-UMSNH (2010), por el apoyo al proyecto 2.7; a Jeanneth Caicedo Regifo por su trabajo secretarial.

VI. Bibliografía

1. Atlas, K.M. (2000). *Many faces-many microbes*. Herndon, EE.UU: American Society for Microbiology.
2. Brock, T.D. (1995). *The road to Yellowstone*: Ann. Rev. Microbiol. (49), 25-35.
3. Brock, T.D. (1999). *Milestones in Microbiology: 1546 to 1940*. Herndon, EE.UU: American Society for Microbiology.
4. Brock, T. (1998). *Robert Koch. A life in medicine and bacteriology*. Herndon, EE.UU.: America Society for Microbiology.
5. Dubos, R. J. (1985). "Pasteur". *Biblioteca Salvat de Grandes Biografías* (2). Barcelona: Salvat.
6. Delaunay, A. (1996). *Pasteur y la microbiología*. México: Diana.
7. Echeverría, M. J. (1964). *Pasteur*. Madrid: Delsa.
8. Nicole, J. (1964). *Luis Pasteur, estudio psicológico a la vez que biográfico*. Buenos Aires: Fabril.
9. Vallery-Rodot, R. (1922). *La vie de Pasteur*. París: Hachette.
10. Servin-Massieu, M. (2000). *Microbiología, vacunas y el rezago científico de México a partir del siglo XIX*. México: Instituto Politécnico Nacional. Centro Interdisciplinario de Investigaciones y Estados sobre Medio Ambiente y Desarrollo.

La viruela: enfermedad infecciosa y arma biológica para la conquista de México

Juan Manuel Sánchez-Yáñez

Contenido

Resumen

La conquista de México estableció un esquema de vida inimaginable para los pueblos conquistados en el continente americano. Los españoles no solo nos heredaron un estilo de vida, sino también la memoria inmunológica a una de las enfermedades más devastadoras de la humanidad: la viruela. El propósito de este breve ensayo es señalar el papel crítico que esta enfermedad de origen viral jugó en los hechos, que nos obligaron a ser uno de los primeros pueblos de este continente en combatirla y en asimilar la herencia hispana con sus defectos y virtudes, y que en la actualidad forma parte de nuestra vida diaria como el castellano.

Palabras clave: virus, epidemia, conquista, inmunidad adquirida.

I. Antecedentes

En la conquista de México, los españoles trajeron armas desconocidas contra los naturales de América. Ninguna fue tan mortal como la viruela, una de las primeras EI, que ocasionó una de las peores pandemias en el recién considerado Nuevo Mundo (1, 2). Para combatirla fue necesario establecer programas de vacunación con el virus de la viruela bovina (*vaccinia*), vacuna descubierta por el médico inglés Edward Jenner en 1878 (3, 4).

II. El agente causal de la viruela llega al imperio azteca

Por la relevancia de esta EI en la guerra de los españoles contra los aztecas, existen argumentos para suponer que hubo condiciones ambientales propicias en ese momento para causar su impacto decisivo en el destino de la historia de mexicana, pues Hernán Cortés destruyó el imperio azteca con la ayuda de la viruela, que se introdujo con la llegada de sus 550 hombres, quienes desembarcaron en el puerto de Veracruz en 1519.

Según los historiadores, tres años después habían muerto de 2 a 3.5 millones de indígenas a causa de la viruela, desconocida en América. Esto coincidió con el inicio de la fundación de la primera ciudad española en México, sobre las ruinas de la gran Tenochtitlan (21).

Durante una década hubo señales de cambio que llegaron al imperio azteca: una lengua de fuego iluminó los cielos, un templo se incendió, un cometa cruzó el firmamento en una tarde clara, las aguas del lago de Texcoco, de pronto, hirvieron en un día tranquilo. Los temores de los aztecas se agravaron en 1517, pues mensajeros provenientes del sur de México informaron del arribo a Yucatán de hombres blancos procedentes del mar que habían peleado contra los mayas y los habían derrotado (12, 18).

Al año siguiente un recaudador de impuestos regresó de la costa del golfo de México y explicó a Moctezuma acerca de los trueques realizados con hombres que navegaban por el mar en "torres aladas", cuyas armas "vomitaban" llamas de muerte. Estas "torres aladas" eran las naves de Juan de Grijalva, a quien el gobernador de Cuba, Diego de Velázquez, envió para explorar la costa de esa península mexicana (11, 13, 16).

III. El ambiente en Tenochtitlan, PROPICIO PARA LA EPIDEMIA DE VIRUELA

Moctezuma se convenció de que estos sucesos anunciaban el retorno de Quetzalcóatl, dios civilizador que acabaría con los sacrificios humanos. En un tiempo remoto, Quetzalcóatl vino a la Tierra como rey-sacerdote barbado y de piel blanca, expulsado al Oriente por Tezcatlipoca, dios del cielo nocturno, y prometió volver un día para reclamar su trono. La idea de que Cortés era Quetzalcóatl obsesionaba a Moctezuma, tanto que, finalmente, permitió a los españoles entrar en Tenochtitlan como sus huéspedes y sin pelear (4, 14, 21).

Cortés fue afortunado desde el principio. Su osada decisión de colonizar México y fundar la Villa Rica de la Veracruz excedía el mandato de Diego de Velásquez. En un acto de seguridad, quemó sus naves para evitar la deserción de sus soldados antes de emprender su histórica marcha de Veracruz a Tenochtitlan el 16 de agosto de 1519. Cortés iba con 350 hombres y la Malinche, o doña Marina, su intérprete asesora y amante (11). El conquistador adquirió a esta brillante y noble dama como ofrenda de paz tras una pelea con los naturales de la costa de Tabasco. Con rumbo a Tenochtitlan, doña Marina ayudó a Cortés a establecer alianzas con los súbditos, descontentos enemigos de la tiranía azteca (22, 24).

Una alianza clave para la conquista de Tenochtitlan la realizó con los tlaxcaltecas, pueblo independiente que resistió con tenacidad el dominio azteca y que fueron derrotados por Cortés en septiembre de 1519. Los tlaxcaltecas se le unieron como aliados y desempeñaron un papel fundamental en la derrota azteca (6, 19). En Tenochtitlan, Moctezuma vigilaba con preocupación los movimientos de Cortés y le enviaba emisarios con oro y joyas, y promesas de más, si desistía de entrar en la ciudad. No obstante, estos regalos solo estimularon la codicia de los españoles y, cuando se acercaron a la capital azteca, Moctezuma se preparó para recibirlos. El encuentro con Cortés se realizó el 8 de noviembre de 1519, en una de las calzadas que comunicaban a Tenochtitlan con tierra firme. En presencia de miles de súbditos, Moctezuma dio la bienvenida a Cortés como si se tratara de Quetzalcóatl (3, 13), quien llegaba para gobernarlos. Los españoles se alojaron en el palacio de Axayácatl. El emperador intercambió visitas con Cortés y dispuso que los españoles hicieran un recorrido por Tenochtitlan, que era una de las ciudades más deslumbrantes del mundo (20). Los visitantes se maravillaron de los mercados, pero se horrorizaron de los templos con las paredes manchadas con la sangre de los sacrificios humanos (12, 18). No obstante la buena voluntad de Moctezuma, Cortés desconfiaba y percibía el odio de los aztecas que los superaban en número. La codicia española por el oro alimentó la hostilidad y convenció a Moctezuma de que Cortés no era Quetzalcóatl (23).

Cortés, en desventaja, tomó a Moctezuma como rehén, pero en lugar de asegurar la sumisión de los aztecas acabó con la escasa confianza que tenían en su débil emperador. En un intento desesperado por aplacar a los españoles, Moctezuma les entregó el tesoro del palacio de Axayácatl, lo que lo alejó más de su pueblo, pero sin saciar a los conquistadores. Cortés temía a Moctezuma, pero otra circunstancia exigía su presencia en Veracruz. Allí un ejército español de más de 1.500 hombres, encabezado por Pánfilo de Narváez, desembarcó el 23 de abril de 1520 por orden del gobernador de Cuba para controlar su creciente poder. Sin embargo, Narváez no fue un rival de Cortés, quien dejó Tenochtitlan al cuidado de Pedro de Alvarado y se dirigió a la costa, donde superó fácilmente a Narváez para apoderarse de su ejército. No obstante, Narváez llevó consigo el arma definitiva (la viruela) para la consumación del destino de los aztecas y para proporcionarle a Cortés los refuerzos militares que requería. La expedición de Narváez introdujo la viruela en el territorio continental americano. Con su secuela de dolor, fiebre alta y una distintiva erupción cutánea desfigurante, la enfermedad fue contagiosa y mortal para un pueblo como el azteca que nunca había estado en contacto con el virus responsable. Este llegó a América desde España en 1507 y causó la primera epidemia en los autóctonos de la isla La Española (hoy Santo Domingo) en el Caribe.

Una segunda epidemia fue introducida por esclavos africanos: comenzó en La Española en 1518 y, para mayo de 1519, la enfermedad había matado a la tercera parte de la población nativa. Se extendió rápidamente a Puerto Rico y Cuba, en donde alcanzó su máxima expansión al momento de la partida de Narváez. Uno de sus hombres fue el esclavo africano Francisco de Baguia, quien llegó enfermo de viruela a Veracruz, como parte del ejército recién reforzado para Cortés y fue el responsable de dispersarla en Tenochtitlan (16, 18).

En ausencia de Cortés, Alvarado ordenó una matanza de nobles aztecas desarmados en una fiesta religiosa. Cuando esta noticia se difundió por la ciudad, el pueblo se levantó contra los españoles y sitió el palacio. Moctezuma intentó calmar el problema cuando Cortés regresó para auxiliar a la guarnición sitiada en Tenochtitlan, mientras prevalecía una tranquilidad sepulcral. Al día siguiente, al mando de Cuitláhuac, hermano de Moctezuma, los aztecas reanudaron sus asaltos contra los españoles y estuvieron a punto de vencerlos. Moctezuma trató de lograr la paz, pero el pueblo le respondió con piedras y flechas, ahí fue herido y murió tres días después, no se sabe si por causa de las heridas o asesinado por los españoles (2, 17, 21).

Sin la protección de su anfitrión, la única esperanza para Cortés era escapar. El nuevo emperador Cuitláhuac ordenó quitar los puentes de las calzadas de la ciudad para impedir su retirada a tierra firme. Los españoles construyeron un puente portátil de madera para salvar las brechas que cortaban las calzadas.

El 30 de junio de 1520 aconteció "la noche triste" o "del espanto" o "del triunfo para los aztecas". Cortés y sus hombres, acompañados por los tlaxcaltecas, emprendieron la huida y salvaron la primera brecha de la calzada de Tacuba, pero el puente portátil se atascó. La matanza fue terrible. Con el peso de las armaduras y del tesoro que no querían perder, los soldados españoles cayeron al agua, se hundieron o fueron blanco de los aztecas que aparecían en la noche en canoas. Al final, cuerpos, armas, carros y cofres sirvieron para que los sobrevivientes escaparan. Esta escena se repitió en la siguiente calzada, pero con menos participantes. Cortés, doña Marina y lo que quedaba de las fuerzas españolas escaparon de Tenochtitlan y llegaron a Tlaxcala. Las pérdidas sufridas en esa noche de la celebración del triunfo azteca fueron devastadoras (11, 16, 24). Se calcula que dos terceras partes del ejército de Cortés murieron en la retirada o fueron sacrificadas en los altares de los templos aztecas. Además, Cortés perdió su artillería, sus caballos y parte del tesoro (19).

IV. La viruela: el arma biológica
del fin del imperio azteca

Los aztecas derrotaron a los españoles, pero otro enemigo más poderoso los acechaba. La viruela es una enfermedad devastadora (1, 5, 6). El índice de mortalidad fue del quince por ciento en la *variola mayor* o varicela clásica, y del uno por ciento el *alastrim*, enfermedad benigna causada por un virus diferente y en la cual los supervivientes muestran cicatrices permanentes en la cara (7, 8).

Los aztecas habían vencido al enemigo, pero Cortés no estaba entre los caídos en Tenochtitlan y sí había enfermos de viruela. Cuando los aztecas revisaron los cadáveres de sus enemigos por primera vez, contactaron con la EI y, en dos semanas, comenzaron con los síntomas de la enfermedad a la que llamaron "la gran lepra". Esta comienza con una fiebre alta, que desciende temporalmente después de 2-4 días y coincide con la erupción de las lesiones. Estas aparecen primero en las mucosas de las membranas de la boca y de la garganta, después en la cara y en las extremidades, se extienden en forma "centrípeta" hacia el tórax. Las lesiones progresan sincronizadamente de vesículas a pústulas y costras; en un 5% de los casos las lesiones son vesículas planas blandas que no progresan. Esta variante de la EI causa alta mortalidad. El síndrome letal es raro (< 1 por ciento). La viruela hemorrágica se caracteriza por una pérdida de sangre fulminante con postración y muerte, la que ocurre antes de que aparezca el exantema vesicular típico (9,10,). Conforme se propagaba entre la población indefensa (4, 26), el virus infectaba a los aztecas con pústulas. Hasta los más fuertes quedaron impedidos, no caminaban, solo se sentaban, no se movían, colocados boca abajo o arriba. A aquellos que sobrevivieron a la epidemia, les quedaron cicatrices; otros perdieron la vista (8, 18). La enfermedad no se circunscribió a Tenochtitlan. Según Fray Toribio de Benavente, "como la viruela se propagó entre los indios fue tan grave que en las provincias murió más de la mitad de la gente algunos... murieron de hambre, porque como todos enfermaron y no sanaban no había nadie a salvo quien les diese pan". Por toda la población nativa del imperio se moría de viruela, excepto en los campamentos de los invasores (4, 5). Cortés y sus hombres, como la mayoría de los europeos adultos de aquel tiempo, ya se habían expuesto a esta EI durante su niñez y estaban inmunizados (3, 22).

Mientras los aztecas se debilitaban, Cortés dedicó más de cinco meses a superar sus pérdidas y a prepararse para la campaña final contra Tenochtitlan (21, 23).

Se le llevaron pertrechos y refuerzos de Veracruz, y construyó una flota de bergantines portátiles para contrarrestar las canoas de los aztecas. El 28 de diciembre de 1520, Cortés partió de Tlaxcala al frente de un ejército de 600 españoles y 10.000 tlaxcaltecas. Otros refuerzos indígenas aumentaron sus fuerzas a más de 100.000 hombres. Después de armar su flota portátil en el lago de Texcoco y de sojuzgar las zonas ribereñas, Cortés comenzó el sitio de Tenochtitlan a fines de abril de 1521 (16, 19). Para entonces, Cuitláhuac había muerto de viruela y su ejército había sido diezmado por la epidemia (15, 17, 18). No obstante, su sucesor, Cuauhtémoc, organizó una defensa heroica que duró más de tres meses. El 13 de agosto de 1521, cayó Tenochtitlan, hambrienta, enferma o muerta por la viruela. Tan pronto como la ciudad fue tomada, los españoles la demolieron y fue el fin del imperio azteca.

V. Consecuencias de la epidemia de viruela en el imperio azteca

Los cálculos del número de indígenas muertos por la viruela durante la epidemia fueron entre 3 y 15 millones, la mitad de la población del México de principios del siglo XVI. Meses después de la caída de Tenochtitlan, la viruela se había extendido hacia el sur en el territorio maya. Entre 1525 y 1527 esta EI llegó al imperio inca en Perú. Allí ocurrió como en el caso de Cortés: la viruela abrió el camino para que Francisco Pizarro conquistara esa parte del Nuevo Mundo (4, 8, 26).

VI. La viruela: epidemiología

Contrariamente a la creencia popular, la viruela no es muy infecciosa (comparada con la influenza, el sarampión o la varicela), pero el virus es lo suficientemente resistente como para persistir en estado infeccioso en la costras o en la ropa de cama del enfermo, por períodos prolongados de tiempo. La infección ocurre por la vía respiratoria. En los primeros estadios de la enfermedad, cuando la erupción focal aparece, la infección se transmite por la boca y la nariz, más tarde las lesiones de la piel adquieren importancia. Los pacientes no son infecciosos durante el período de incubación. La infectividad relativamente baja de la viruela quedó ilustrada con el análisis cuidadoso de 958 casos que ocurrieron en Europa en los veinte años posteriores a la Segunda Guerra Mundial, el cual indicó que solo unos cuantos de los 49 episodios detectados dieron lugar a más de los contados casos de infección y que la diseminación ocurrió en hospitales (10, 11). La propagación entre la comunidad general, en su mayoría no vacunada, sobrepasó la primera ronda de contactos inmediatos y fue relativamente fácil de contener por la pronta detección y la "vacunación en círculo".

La viruela es una EI específica del hombre en la que un ataque previo (o la vacunación con el virus de la vacuna) confiere un alto grado de protección, y la enfermedad no se repite. Las investigaciones realizadas durante el pasado decenio demuestran que no existe un reservorio animal; la viruela de los monos causa casos esporádicos de la enfermedad parecida a la viruela en el hombre. Fue por esta razón que la OMS (Organización Mundial de la Salud) reconoció que la enfermedad era posible de erradicar mediante la vacunación (18, 25).

VI.1. Patogénesis e inmunidad de la viruela

La recuperación de la viruela confiere inmunidad de por vida y es posterior a la vacunación con el virus de la vacuna y menos prolongada. Así la cuarentena es obligatoria en los países con viajeros procedentes de zonas endémicas que presenten un certificado de vacunación o revacunación no mayor de tres años (11, 20).

VI.2. Diagnostico de laboratorio

Por la importancia de la enfermedad en la salud pública, su diagnóstico debe ser rápido y acertado, pero en áreas no endémicas es crítico si se da atención a la enfermedad con técnicas diagnósticas que constantemente mejoran (1, 7, 10). Hoy se dispone de más y nuevos métodos para diferenciar entre la viruela y la varicela (la principal causa de confusión) que para otras enfermedades virales (2, 5, 8). La técnica de elección es el examen directo de frotis del líquido vesicular en el microscopio electrónico. El diagnóstico de la infección por poxvirus se realiza en un mínimo de horas. El virus de la viruela en forma de ladrillo se distingue del virus icosaédrico con envoltura como el de la varicela (1,17).

Otro método diagnóstico rápido recomendado es la inmunodifusión con el líquido vesicular con el antígeno contra el antisuero hiperinmune activacuna, que también es rápido (16, 19). La identificación del poxvirus como viruela y no como vacuna se determina por su cultivo en la membrana coriolantoidea del embrión de pollo, ya que la viruela produce vesículas blancogrisáceas que son más pequeñas que las causadas por el virus de la vacuna. Además, se puede identificar por la prueba de la temperatura máxima de crecimiento del virus de la viruela que no se multiplica a más de 39 °C. Y, también, por inoculación en fibroblastos de embrión de pollo en los que el virus de la viruela con su escaso espectro de huéspedes no produce placas, mientras que el de la vacuna crece en diferentes tipos de cultivos celulares (14, 15).

VII. Prevención y control

La detección de casos sospechosos de viruela debe ser notificada de inmediato a las autoridades de salud pública. El paciente debe ser trasladado a un hospital apropiado, y la casa, la ropa de cama y la del paciente se deben desinfectar con formaldehído. Otros objetos sospechosos se hierven o incineran. Todos los contactos humanos del paciente deben localizarse y vacunarse o revacunarse con el virus de la vacuna, y mantenerse bajo vigilancia médica durante 16 días (14, 25).

VII.1 Vacunación

La vacunación contra la viruela, que originalmente se practicó de forma peligrosa con el propio virus virulento "variolización" en China y en Oriente Medio, se convirtió en un procedimiento seguro gracias al empleo que Jenner hizo del virus de la viruela bovina. Este trascendental adelanto en la medicina permitió el avance en dos campos de la biología: la virología y la inmunología. Este ejemplo lo usaron los microbiólogos, como Pasteur, en sus espectaculares campañas para reducir la morbilidad y la mortalidad causada por los agentes infecciosos humanos y animales (19, 22, 26).

El virus de la vacuna antivariolosa se produce en la piel de las terneras, borregos y búfalos. Los métodos alternativos de producción del virus que se emplean no son ampliamente adoptados como el virus cultivado en embriones de pollo y en cultivos celulares. Sin embargo, el mejoramiento de algunas técnicas facilita la producción de virus para compensar su pérdida de infectividad, que ocurre en el calor húmedo de los trópicos. Recientemente, se incorporó una vacuna deshidratada, en una pasta que se distribuye en agujas desechables, pues para su conservación no requiere refrigeración y se usa directamente para inyectar a los pacientes. Este procedimiento de "puntura múltiple", en lo superficial de la epidermis, cubre un área de piel de aproximadamente medio centímetro de diámetro, en la región deltoidea y es satisfactoria como lo fue la técnica recomendada de "presión múltiple", realizada por medio de una gota de vacuna con aguja recta sostenida paralela a la piel. Las campañas de vacunación masiva con frecuencia utilizan jeringas *jet*, operadas mediante pedal, las cuales lanzan un fino *spray* de líquido en la piel bajo presión. Esto asegura una inmunización rápida y eficaz, lo que contribuye a la erradicación de la enfermedad en el mundo (14, 19, 21).

VIII. Conclusión

En la actualidad se discute sobre las guerras biológicas en las que microorganismos o virus son usados para enfermar al enemigo. Sin embargo, en épocas pasadas, estos seres invisibles han jugado papeles decisivos en la solución de conflictos bélicos, aun cuando estos no han sido manipulados de manera consciente. Un ejemplo de esto fueron los hechos aquí relatados en donde el poder se usó para cambiar el curso de la historia. Marx afirmó que esta puede ser explicada en función de intereses económicos de los países fuertes sobre los débiles. Por lo anterior es posible suponer que la historia de la humanidad puede interpretarse sobre la base de argumentos epidemiológicos, así como la diseminación y gravedad de las EI será un factor crítico en la evolución de las sociedades humanas.

Agradecimientos

Al proyecto 2.7 de la CIC de la UMSNH (2010) por las facilidades para publicación de este trabajo.

Dedicado

A la memoria de Héctor Hernández Mota por su entusiasmo y a mis compañeros de formación: arquitecto ingeniero Armando Velasco y piloto aviador Hipólito Montante Torres.

IX. Bibliografía

1. Atlas, K.M. (2000). *Many faces-many microbes*. Herndon, EE.UU.: American Society for Microbiology.
2. Benson A. (1997). *The plagues tales*. Barcelona: Plaza y Janés.
3. Benítez, F. (1950).*La ruta de Hernán Cortés*. México: Fondo de Cultura Económica.

4. Brock, T.D. (1995). *The road to Yellowstone* (49). Ann. Rev. Microbiol, pp. 25-35.

5. Brock, T.D. (1999). *Milestones in Microbiology: 1546 to 1940.* Herndon, EE.UU.: American Society for Microbiology.

6. Brock, T. (1998). *Robert Koch. A life in medicine and bacteriology.* Herndon, EE.UU.: American Society for Microbiology.

7. Burleig, B.A. y Andrews N.W. (1995). *The mechanisms of* Trypanosoma cruzi *invasion* (49): Ann. Rev. Microbiol, pp. 175-200.

8. Burnet, Mac F. (1972).*Natural history of infectious disease.* EE.UU.: Cambridge University Press.

9. Conafe (1981). La horda invisible: microbios patógenos contagio y enfermedades 1:23. México.

10. De Kruif, P. (1950). *Cazadores de microbios.* España: Acriba.

11. De Kruif, P. y Dubos, R. (1998). *Pasteur and modern science.* Herndon, EE.UU.: American Society for Microbiology.

12. Echeverría, M.C. (1954). *Geografía humana (economía y política)* (5). México: Esfinge, 7-55.

13. Fenner, F. and White, O. D. (1976). *Medical virology.* Nueva York: Academic Press.

14. Fenner, F. (1970). *The impact of civilization on the biology of man.* Toronto: Boyden S. V. Ed. Univ. of Toronto Press, pp. 48-68.

15. Gilligan, P.H., Smiley, L.M. y Shapiro, D.S. (1997). *Cases in medical microbiology and infectarious diseases* (2.a ed.). Herndon, EE.UU: American Society for Microbiology.

16. Hare, R. (1967). *Diseases in Antiquity.* : Brothwell, D. and Sandison, A.T. Eds. Thomas Springfield, Ill, pp.115-131.

17. Moller-Christensen, V. (1967). *Diseases in Antiquity.*: Brothwell, D, and Sandison, A.T. Eds. Thomas Springfield, III, pp. 295-306.

18. Nares, V.M. (1990). *A través del microscopio*. Balsal, pp. 11-15, 34-37.

19. Panum, P.L., (1940). *Observations made during the epidemic on the Faroe Island in the year 1846*. Nueva York: American Publishing Association.

20. Rosenberg, E. (1999). *Microbial ecology and infectious disease*. Herndon, EE.UU.: American Society for Microbiology.

21. Servin-Massieu, M. (2000). *Microbiología, vacunas y el rezago científico de México a partir del siglo XIX*. México: Instituto Politécnico Nacional. Centro Interdisciplinario de Investigaciones y Estados sobre Medio Ambiente y Desarrollo.

22. Solís, A. (1979). *Historia de la conquista de México* (II). México: Del Valle, pp. 1011-1023.

23. Talaro, K. y Talaro, A. (1999). *Foundation in microbiology* (3.a ed.). : NCB/Mc Graw-Hill, pp. 1-6, 10-24.

24. Readers Digest Association (1989). *Great disasters, dramatic true stories of natures's awesome powers*. EE.UU.

25. Time-Life. (1980). *Health and disease*. Nueva York: Time-Life books Inc.

26. Veytia, M. (1979). *Historia antigua en México* (II). México: Del Valle de México, pp. 770-776.

La libertad de credo como consecuencia de una enfermedad infecciosa: la peste negra

Juan Manuel Sánchez-Yáñez y
Juan Carlos Carrillo Amezcua.

Contenido

Resumen

Las enfermedades infecciosas (EI) han causado pandemias que funcionan como un mecanismo de selección y disminución de la población humana. La peste negra o muerte negra, con los tipos bubónica y neumónica, fue una de las EI que cambió el estilo de vida y el pensamiento de la sociedad de la Edad Media que, tras su devastador impacto negativo, aprendió que fue más que un castigo de Dios. En ese sentido los sacrificios del cuerpo no fueron suficientes para prevenirla o curarla; fue más fácil evitar el contacto con sus reservorios naturales, como algunos mamíferos silvestres y sus pulgas. Cuando la peste llegó a las ciudades de esa época, que carecían de sanidad, en especial la población pobre, esta EI se agudizó. La gente fue muy susceptible, y la epidemia alcanzó la proporción de pandemia. Sin embargo, también condujo a la sociedad medieval a la libertad de credo con la reforma protestante. La peste transformó el estilo de vida de ese período de la historia, que fue la base de la Revolución Industrial y el Renacimiento.

Palabras clave: pandemia, enfermedad infecciosa, muerte, salud, libertad intelectual.

I. Antecedentes

En el curso de la historia humana, la lucha por el poder económico y social ha sido motor de cambios continuos. No obstante, por diversas razones se ha intentado ignorar la importancia de las EI, simplemente porque son invisibles al ojo humano, cuya condición microscópica ha hecho difícil su aceptación y, más aun, su control para evitar la diseminación. Por ejemplo, la peste que, a falta de un conocimiento verdadero y confiable, causó toda clase de ideas absurdas en las sociedades de la Antigüedad y, en especial, de la Edad Media. Como resultado de estas circunstancias, surgieron prejuicios en contra de ciertos grupos sociales y étnicos, lo cual, a su vez, obligó a las comunidades a hacer modificaciones diametrales en aspectos tan básicos de la actividad humana común y corriente, como el tipo de trabajo, y tan profundas, como el concepto de Dios y sus propósitos para el hombre (5, 9).

I.1. La peste negra: una pandemia devastadora

En el siglo XIV, los comerciantes de los puertos del mar Mediterráneo y del mar Negro se introdujeron en China para llevar seda y pieles exóticas de elevado valor económico (1, 2). En 1343, al regreso de uno de esos viajes, mercaderes genoveses huyeron aterrorizados de los tártaros que atacaron y sitiaron la ciudad de Caffa en la península de Crimea. Durante tres años ningún bando logró nada hasta que los tártaros dejaron de lanzar las rocas con sus catapultas sobre las murallas de la ciudad y, en su lugar, arrojaron cadáveres de sus soldados muertos de "peste bubónica". Este fue uno de los primeros registros históricos de una guerra bacteriológica, con lo que los tártaros iniciaron una de las mayores pandemias de la historia de la humanidad (5, 6). Cuando los cadáveres de los soldados muertos por la peste cayeron en Caffa, infectaron a la población, lo que provocó el horror generalizado. Los sitiadores desistieron, más aterrorizados por las bajas debidas a la peste que por la guerra. Los genoveses sobrevivientes regresaron en barco a Italia; un elevado número murió a bordo, y los que desembarcaron en Constantinopla, Génova, Venecia y otros puertos de Europa infectaron a la gente que contactaron (4).

La peste viajó en barco desde las Indias Occidentales a Europa. En octubre de 1347, una docena de galeras mercantes de la flota genovesa arribaron al puerto de Messina, en Sicilia (Italia), luego de cruzar el estrecho que separa este país peninsular de la isla. Regresaban del Oriente por el mar Negro con un cargamento de especias y seda compradas a las caravanas de Asia y, sin saberlo, transportaban en sus cuerpos la peste. Según se describió, los marineros padecían de "una enfermedad que se pegaba hasta los huesos" (10, 11). En unos días los habitantes de Messina enfermaron y murieron; los sobrevivientes regresaron esos barcos al mar; la peste se extendió en ese sitio con los siguientes síntomas en los infectados: fiebre súbita, intenso dolor y, en consecuencia, la muerte (3). La población, asustada, huyó al campo y diseminó la enfermedad. Los habitantes de Messina rogaron que las reliquias de Santa Águeda se trajeran a Catania, pero sus habitantes se opusieron. El obispo del lugar optó por sumergir las reliquias en el agua bendita para llevarlas a Messina, en donde encontró "demonios transfigurados en perros", que lastimaban atrozmente a la gente por causa de la peste (8). Días más tarde el obispo regresó a Catania y murió por la enfermedad (13), la que avanzó al sur y al oeste. En enero de 1348, llegó a Génova, a Venecia, luego a Florencia y a otras ciudades de Italia. En Pisa la población se contagió y de ahí se extendió al norte de la península. En Florencia hubo en una semana 100.000 enfermos. En este lugar Boccaccio la describió en su Decamerón: "comenzaba en hombres y mujeres con hinchazón de sus ganglios en la ingle o en la axila del tamaño de un huevo o una manzana, les llamaban tumores en principio, los síntomas se observaron en brazos, en muslos o en cualquier otra parte del cuerpo con manchas negras rojas abundantes y pequeñas señales consideradas de muerte" (7). El pánico fue crítico, Boccaccio escribió: "Era tal el terror de hombres y mujeres por la peste que el hermano abandonaba al hermano, esposa al marido, padres y madres se negaban a atender a sus hijos, los cadáveres eran arrojados a las calles y tratados con desprecio por los supervivientes preocupados más por librarse de la enfermedad, que de esos cadáveres" (5,8). No había ceremonias luctuosas; los muertos se depositaban en fosas comunes (6). Eventualmente, se conseguían cargadores para sacarlos de las casas y abandonarlos en las puertas de la ciudad; los cementerios se llenaron; los fallecidos eran una fuente de la peste y se convirtieron en el mayor riesgo de salud en las ciudades (12). En Siena se cavaron numerosas y profundas fosas para los cientos de decesos que ocurrían (5). Un ciudadano describió la desesperada situación: "Yo, Agnolo Di Tura, enterré a mis cinco hijos". Un sienés señaló que no había nadie para enterrarlos ni por grandes sumas de dinero. En Florencia la peste causó 65.000 muertes en cuatro meses. Durante los tres años siguientes se repitió la epidemia en Europa. Moría la gente con tal rapidez que en ciudades y en pueblos los cadáveres y quienes lo serían luego eran amontonados en las aceras de las calles para que un carro los trasladase al cementerio, solo por una elevada suma cuando fuese posible; sin embargo, en las zonas marginadas había cuerpos en descomposición por doquier (11, 13).

En París la mayor parte de la población enfermó y murió. Un cronista francés escribió con detalle que "los desechos de esos cuerpos tenía un insoportable hedor; el sudor, las heces y las flemas eran fétidos, la orina turbia espesa negra o roja" (12). Los síntomas descritos por Boccacio y sus contemporáneos fueron típicos de la peste bubónica (10), llamada así por los nódulos o bubones en ganglios linfáticos de las ingles y axilas de los enfermos, que se reventaban; de estos solo un número limitado se recuperaba (1). En general, para más del 80% de las personas del siglo XVI, estas señales eran una sentencia de muerte (3).

I.2. La peste en Londres, Inglaterra

La peste alcanzó su mayor impacto negativo en Londres en septiembre de ese año. La relación semanal de mortalidad en la ciudad registró más de 30.000 decesos (9), cifra que no refleja la verdadera historia, ya que la población escondía los nuevos casos de enfermos el mayor tiempo posible por miedo a ser encarcelados en sus casas. Al reportar que alguien tenía peste, los funcionarios de sanidad encerraban a quienes hubiesen ahí: padres, hijos, sirvientes y visitantes. En la puerta se escribía una cruz roja con la inscripción: "Dios tened piedad de nosotros", y se instalaba un vigilante de día y de noche por cuatro semanas hasta que los habitantes de ese sitio se declaraban sanos. En general, para la mayoría de los enfermos, su única salida era un ataúd (8), por ello familias enteras huyeron de Londres para evitar el arraigo domiciliar al saber que uno de sus miembros tenía peste (13). Otros escapaban y, de esa manera, la enfermedad se propagaba a ciudades cercanas y desde ahí a toda Inglaterra (10). En Londres el comercio y el tráfico se paralizaron; las personas temían acercarse a otras; los comerciantes que vendían talismanes y amuletos para prevenirla, desaparecieron de las calles (5); y médicos charlatanes engañaban a enfermos con pócimas o píldoras sin valor para prevenir o curarla (6). Los más famosos médicos de ese tiempo no sabían cómo detener la epidemia y aplicaban cataplasmas calientes y fármacos cáusticos (4): con el bisturí reventaban hinchazones de la axila o la ingle y las drenaban, ya que creían que de esa forma el enfermo lograría su recuperación, pero fracasaban y, en consecuencia, no visitaban las casas de esos pacientes por miedo al contagio, por desesperación o porque también habían muerto (9). En el otoño de 1666 la peste desapareció de Londres al igual que en 1720, excepto por rebrotes aislados. También se detectó en el oeste de Europa (3), donde sus efectos fueron drásticos. La peste provocó profundos cambios en la estructura económica, intelectual y social de la Europa medieval (18), lo que aceleró la caída de todo lo asociado con esta época. Además de que la epidemia estableció un nuevo precio a la mano de obra, modificó la antigua actitud de la sociedad a la peste, pues la gente pensaba que su origen era un castigo divino y en cambio se culpó a los "vapores venenosos"; a los "humos pútridos"; al "aire corrompido", más que al pecado o la falta de fe religiosa (2). En su control se aplicaron inútiles cuarentenas aunque se establecieron las bases para la sanidad pública (11). Sin explicación, en algunos sitios la peste desapareció o no provocó ninguna epidemia (1).

I.3. La conexión de la peste con la moda femenina

Al inicio de la microbiología, se especuló sobre el origen de la peste, pero no fue sino hasta 1910 que un cambio en la moda femenina provocó una súbita demanda de la piel de marmota de Manchuria en China, lo que llevó a miles de cazadores chinos sin experiencia a la captura de este roedor, considerado un habitante nativo de zonas endémicas de peste (5). En general cazaban a la marmota profesionales que mantenían una antigua costumbre: "nunca atrapar a las enfermas", pero los cazadores inexpertos atrapaban fácilmente a estas. Poco tiempo después esos hombres regresaban con peste neumónica e infectaban a otras personas en las posadas normalmente hacinadas e insalubres de Manchuria. Como resultado, entre 1910 y 1911, hubo otra epidemia que mató a 60.000 personas (10).

II. La peste impulsa la libertad de credo

La peste "bubónica" fue una EI de la época medieval. En ese tiempo existía la idea de que con solo mirar a una persona enferma en agonía era suficiente para infectarse. Con la variante "septicémica", la gente aparentemente sana moría mientras dormía. La población europea en su mayoría estaba dedicada a la agricultura en tierras de los nobles feudales y de la iglesia. La peste afectó al sistema de producción agrícola más que a otros rubros económicos de la sociedad medieval y alcanzó naciones lejanas de Europa. En consecuencia hubo un número elevado de fallecidos en las iglesias: los sacerdotes y los fieles se contagiaron; la peste se diseminó en pueblos vecinos; y exterminó por igual al padre, a la madre y a los hijos, que en ese entonces eran la fuerza laboral en el área agrícola sobre la que se sustentaba el sistema medieval. Como resultado de esto, las casas quedaron desiertas, los rebaños dispersos y las cosechas agrícolas se perdieron. "El daño que la peste causó fue mayúsculo en la población", escribió en Holanda un sacerdote de Flandes. Cuando un enfermo moría, quienes estaban ahí en su agonía, lo visitaban, lo trataban e, incluso, quienes lo sepultaban también morían. La epidemia eliminó a la población que no entendía lo que sucedía y que, en un intento de aislarse, huían al campo. Pensaban que así la evitarían, pero en realidad la transportaban a otros lugares; en tanto los médicos no tenían ninguna idea para alcanzar su cura, solo conocían tratamientos para otras EI, pero no para la peste. Guy de Chauliac, médico del Papa, expresó: "Esta epidemia fue nuestra vergüenza, en parte por el miedo al contagio y porque, en ocasiones, no se visitaba a los enfermos" (4, 6). Este temor fue justificable, pues aquellos que atendían pacientes morían contagiados. En principio, por la ignorancia del origen de la peste y porque sin antibióticos no podían curarla, pero sí infectarse, lo único que los médicos le aconsejaban a la población era el aislamiento del viento del sur que, según ellos, causaba el contagio, al igual que no acercarse a las costas o a los pantanos que, de acuerdo con los especialistas, eran el origen de esos vapores corruptos responsables de la peste. Cuando no había opción, la población permanecía en las ciudades con la única recomendación preventiva sanitaria de aspirar olores fuertes de maderas aromáticas o bien de los polvos quemados en el fogón "para contrarrestar el efecto del viento del sur". La ignorancia sobre la peste suponía que con solo aspirar olores desagradables se prevenía el contagio. Por esa razón, las personas visitaban a diario las letrinas públicas y aspiraban su hedor. Otra idea común al respecto en la época fue "que la inactividad influía en estar sano", pues según los médicos, "el ejercicio aumentaba el consumo de aire malsano y la probabilidad de adquirir la peste" (3,10). El médico del Papa, con espíritu científico, observó con detalle la peste para distinguir entre sus dos formas: la bubónica y la neumónica, y diseñó una estrategia de prevención del contagio para el papa Clemente VI. En el palacio lo aisló, lo sentó y lo hizo dormir entre dos hogueras para mantenerlo sano.

Excepto el rey Alfonso de España, que se enfermó cuando la peste diezmó su ejército en Gibraltar (África), los gobernantes de Europa no se contagiaron de esta enfermedad. Mientras que, de los 450 miembros de la curia papal, 94 murieron en Aviñón, una cifra mínima comparada con lo que sucedió en el resto de la población civil. El origen de la peste fue controversial, ningún cristiano de esa época dudó de que fuese un castigo de Dios por los pecados humanos. Sin embargo, en octubre de 1348, un año después de la llegada de la enfermedad a Europa, William Edendon, obispo de Winchester, dirigió una carta a sus clérigos: "Una voz en Roma, se escuchan lágrimas y llanto se ven por los países del orbe... sabemos que la peste contagió a la población desde las costas de Inglaterra" (1,2). Sin respetar a nadie piadoso o no, el sacerdote que atendía a enfermos fue la primera víctima de la Iglesia de Inglaterra. El creciente número de vacantes en el clero reflejó el alto nivel de propagación de la enfermedad; en los monasterios no hubo sobrevivientes. La muerte de los miembros de la iglesia no fue la única causa de abandono de los púlpitos: los sacerdotes huyeron de sus enfermas y moribundas congregaciones. En enero de 1349, el obispo de Bath y Wells de Inglaterra, en una carta enviada a los sacerdotes de su diócesis les pidió que aconsejaran a sus feligreses, "en particular a los que estaban enfermos, a los que no tenían los servicios de un sacerdote para confesarse" (1). A principios del siglo XI en Alemania, el terror a la peste estimuló un movimiento llamado "Hermanos de la Cruz o Flagelantes", y su justificación era "calmar la ira

de Dios" con actos de penitencia extrema, como la autoflage-
lación. Este grupo fue apoyado por absurdos prejuicios en la
población medieval, que apenas tenía la mínima educación.
Los Hermanos practicaban la mortificación de la carne en los
monasterios italianos; dos siglos después se reunieron para fla-
gelarse por los desastres provocados por la peste (13) en el siglo
XIV. La enfermedad indujo a que este movimiento se con-
virtiera en una cruel y fanática persecución (8). En un principio los flagelantes alemanes fueron una comunidad rígida
y disciplinada en la que, para unirse al grupo, era necesario
confesar los pecados; prometer autoflagelarse tres veces al día
por 33 días, un día por cada año que Jesucristo vivió en la
tierra; era obligatorio aportar fondos económicos para el sus-
tento durante ese lapso; todos obedecían las exigencias por ese
tiempo. En peregrinación cada uno prometía no cambiarse de
ropa, no bañarse, no rasurarse, ni dormir en cama y evitar las
relaciones sexuales por 33 días (1, 10). Estos Hermanos iban
de ciudad en ciudad en grupos de cien, algunas veces más de
mil, vestidos con túnicas marcadas con cruces rojas. Marcha-
ban encapuchados en fila de dos en dos detrás del superior y
de dos lugartenientes con estandartes dorados y purpúreos.
Al entrar en una población, celebraban un oficio religioso,
se desnudaban el torso, formaban un círculo se sentaban de
modo que un superior pudiera pasar entre ellos y flagelar a
quienes adoptaran posturas que simbolizaban diferentes pecados. Luego se autoflagelaban con látigos de cuero y puntas de
metal, cantaban durante esa dolorosa exhibición penitencial
y, de esa forma, llegaban a tal estado de frenesí que la gente
congregada se lamentaba y gemía (10, 18). A mitad de 1349,
había flagelantes en Alemania, Hungría, Polonia y Holanda.
Lo que se inició como una devoción se degeneró: los superiores autorizaron a los miembros para confesar, exorcizar e,
incluso, revivir muertos (7). En octubre de 1349, el papa Clemente VI promulgó una bula para eliminar la hermandad, al

enlistar, entre otras acusaciones, la de "derramar la sangre de los judíos, a quienes la piedad cristiana acepta y sostiene" (13). Los flagelantes tenían un celo inequívoco cuando la peste se extendió por Europa y culparon a leprosos, extranjeros y, en especial, a los judíos, a los que asesinaron en el sur de Francia. En Suiza, los flagelantes aumentaron ese odio y la agitación; mientras que en Chillon (Francia) se acusaron a los judíos de envenenar los pozos de agua y provocar de esa manera la peste (1, 11). Estos hechos se conocieron en las ciudades vecinas; la violencia y persecución judía se generalizó, además del lamentable impacto mortal de la peste en la sociedad medieval (12). En Basilea (Suiza), los judíos fueron encerrados en sus casas de madera y quemados; en Espira (Alemania) se los asesinó, sus cadáveres se metieron en barricas de vino y fueron arrojados al Rin (10); en Estrasburgo (Francia), en febrero de 1349, en un día se ajusticiaron a 2.000 judíos. En marzo de ese año, la ola criminal se detuvo pero, en julio, los Hermanos mataron a los pobladores judíos de Frankfurt (Alemania) (13); en Bruselas (Bélgica), la llegada de los flagelantes causó otra matanza de judíos. Cuando la peste cedió, disminuyeron los crímenes contra las comunidades hebreas en Europa occidental, que no fueron atacadas por estos fanáticos. En Ashwell (Inglaterra), se lee en un rótulo inscrito en 1350: "año infeliz, terrible, destructor", en un muro de la iglesia de Santa María. En 1351, un amargo resumen de los años de la peste terminó, murió un tercio de la población europea: cerca de 20 millones de personas o más (4, 5). La gente intentó una vida normal, pero nada fue igual. En palabras del poeta italiano Petrarca: "Cayó sobre los supervivientes una inmensa y terrible soledad, oh feliz posteridad al dirigirse a sus futuros lectores que no sufrirán este pesar abismal y tomarán nuestro testimonio por una simple fábula". Su visión del futuro y la posteridad fue optimista porque la peste volvió a Europa diez años después, en los siglos subsecuentes y en forma discontinua hasta la última epidemia en Marsella (Francia), en 1720. Esta causó trascendentes e irreversibles cambios en el sistema feudal, en franca decadencia, que acabó por debilitarse con la muerte de millones de campesinos que lo sostenían (13). Los sobrevivientes exigieron un mejor salario en la labor agrícola, y hubo un modesto auge económico en diferentes sectores de la sociedad medieval, en parte, porque la gente que había perdido familia de pronto heredaba una enorme riqueza La tradicional aceptación ciega de la autoridad de la Iglesia católica se deterioró, no solo porque algunos sacerdotes abandonaron a los feligreses, sino también por la impotencia de esta institución para aliviar el impacto negativo de la peste. Además de con la muerte frecuente de la población, el escepticismo se agudizó también con la falta de sacerdotes jóvenes para sustituir a los fallecidos, y esto empujó a la reforma protestante. John Clyn, de la orden de frailes menores del convento de Kilkenny, señaló: "Dejo escrito en este libro los hechos notables que pasaron en este tiempo, los que vi o conocí por gente digna de fe; este fue el relato de un fraile que agonizó y vio morir a sus hermanos de sayal en Irlanda y para que el texto no perezca con el autor, ni la labor con el agricultor, heredo este pergamino para que se prosiga el trabajo comenzado, si por casualidad alguien de los hijos de Adán supervive, que haya escapado de la peste, continúe el trabajo que hemos iniciado" (10).

II.1. *Yersinia pestis:* EL MICROBIO CAUSAL DE LA PESTE

La peste con las dos variantes, un tipo de pulmonía contagiosa, y la neumónica, trasmitida directamente de una persona a otra mediante aerosoles, como los enfermos que expulsan la bacteria *Yersinia pestis* al toser, no se identificó hasta 1894. Naturalmente existen reservorios de la peste como los roedores salvajes: las marmotas y los topos en las estepas de Asia Central, los que tienen riesgo de adquirir la enfermedad por el contacto con la pulga que transporta a *Y. pestis,* los invade cuando los pica, al igual que la rata negra o doméstica. En el mundo actual, se controla la peste, con el exterminio de la rata, al mismo tiempo con la pulga que transmite *Y. pestis.* Otra forma de prevenirla es aplicar una vacuna con cierta protección a quien la recibe. Cuando la enfermedad se investigó en la época moderna, se recomendaron: los antibióticos, como la estreptomicina, que curan ambos tipos de peste, la bubónica y la pulmonar. La experiencia señala que estas no se diseminan en los países desarrollados con elevado nivel sanitario como: Inglaterra, Alemania, Dinamarca, Suecia, Australia y Estados Unidos. En contraste con los países pobres, donde la peste se propaga fácilmente al igual que en los sobrepoblados, sin higiene, que carecen de drenaje y en los que sus habitantes viven en hacinamiento por la falta de educación sanitaria, todos estos factores clave para una vida de calidad (8). La peste es una enfermedad mortal que desaparece cuando los servicios de salud, la alimentación, la prevención de la enfermedad y la educación son elevados, como base del progreso de una sociedad en países ricos. Un ejemplo de esto es que, en 1976, de los 7.441 casos reportados de peste, menos de 100 casos fueron mortales en EE.UU., al igual que en otros países europeos ricos que no reportan epidemias causadas por esta enfermedad (1).

II.2. Epidemiología y patología

Se reporta que lugares con roedores silvestres de Europa y Asia son reservorios de *Y. pestis,* de donde es endémica. Desde ahí llegó a los Estados Unidos de América, a principios del siglo XX, transportada en ratas que viajaron desde Europa a California.

Actualmente, se sabe que la peste es endémica en ratones silvestres del oeste de los EE.UU., en contraste con el 99% de la fauna existente en el sur de Asia, donde esta EI tiene un ciclo de enzoótico a selvático, lo que facilita su transmisión a los animales silvestres, que son parasitados cuando tienen contacto con la rata doméstica, al igual que con el perro de la pradera. Estos animales salvajes son relativamente resistentes a la peste, mientras que el hombre es un huésped accidental: la persona adquiere esa EI por la mordedura de pulga de esos animales del ciclo selvático; por el contrario, la peste que proviene de la ciudad es del ciclo urbano y no existe en EE.UU. La transmisión de *Y. pestis* a la rata urbana se da por la mordedura de la pulga, su único vector, ya que este insecto vive en ambientes sin sanidad, comunes a la condición del entorno en las guerras: ahí la desnutrición, la pobreza y la marginación provocan la proliferación de la rata que la transmite.

La pulga se contamina de *Y. pestis* cuando se alimenta de la sangre de los roedores. Cuando es ingerida en el estómago de la pulga, la sangre, por efecto de la fibrina proteína de la coagulación, la atrapa, y es ahí donde se reproduce. Esa fibrina bloquea el proventrículo de las vías intestinales de la pulga, que no puede comer. Su apetito aumenta, y deja la selectividad por los roedores para morder a los humanos. De esa manera *Y. pestis* entra por vía sanguínea en personas a las que, al llegar a sus ganglios linfáticos, los inflama y transforma en los "bubones", de ahí el nombre de "peste bubónica". Cuando *Y. pestis* se multiplica y alcanza una elevada concentración sanguínea, forma abscesos en otros órganos del cuerpo. El nombre de "muerte negra" se debe a que, en el humano, la principal endotoxina de *Y. pestis* provoca hemorragias cutáneas y, en consecuencia, la piel de un enfermo tiene un característico color morado (1).

II.3. Diagnóstico de laboratorio

La peste es causada por *Y. pestis*. Esta es una bacteria Gram negativa pequeña de tinción bipolar, encapsulada, que se pierde al cultivarse repetidamente en el laboratorio, al igual que su virulencia. En el diagnóstico el procedimiento recomendado usa el frotis y el cultivo de sangre o pus de un bubón en la detección de *Y. pestis*. El médico que trata estos enfermos debe extremar precauciones para no aspirar el pus y manejar con cuidado el cultivo de *Y.pestis* para evitar que los aerosoles dispersen esta EI. La tinción de Giemsa o de Wayson revela la morfología típica del género *Yersinia,* con forma de alfiler de seguridad, e igual que por la tinción de Gram, pero principalmente se usa la prueba de anticuerpos fluorescentes para la identificación de la peste en tejidos humanos y animales, además de la detección del título de anticuerpos del antígeno capsular de *Y. pestis* para ambos casos (10).

III. Tratamiento para la peste

Los antibióticos de elección para la cura o prevención de la peste son: la estreptomicina y la tetraciclina combinadas, o aplicadas de manera individual, lo que evita el rápido avance de la enfermedad. El uso de estos antimicrobianos no espera el resultado del cultivo bacteriológico de la existencia de *Y. pestis,* la incisión y el drenaje de los bubones no son necesarios (11, 13).

III.1. Alternativas de prevención de la peste

Actualmente, está disponible una vacuna muerta de *Y. pestis* con formalina, que proporciona protección parcial contra la peste bubónica, pero no para la neumónica (6,7). La vacuna se utilizó durante la guerra de los Estados Unidos en Vietnam, en 1970, aunque no se recomienda para turistas que viajan al sudeste de Asia. La peste pulmonar es altamente virulenta y se complica con pulmonía; la bubónica, por lo general, es mortal para los enfermos, en especial porque se contagia por inhalación del aire contaminado con esputos de otros infectados de peste, por ello se evita la proliferación de ratas y con ello las pulgas que transmiten la enfermedad. Habitualmente, la vacunación y el empleo de antibióticos son indispensables para su erradicación de sitios con elevada incidencia de peste (8).

IV. LA ACTUAL SITUACIÓN DE LA PESTE

En los EE.UU., la amenaza de riesgo potencial de peste persiste por existencia de los roedores salvajes, que son reservorios naturales de la enfermedad. Un ejemplo de lo que puede suceder se dio a principios del siglo XX en el estado de California, donde se registraron casos de peste en el barrio chino de San Francisco. De inmediato, el gobierno federal envió un funcionario de salubridad para su control, pero los habitantes se indignaron con la sola sugerencia de que había peste bubónica en el estado. Públicamente, atacaron al funcionario, por lo que fueron obligados bajo amenaza de una cuarentena federal de privar a la gente al igual que sus mercancías de la autorización para salir del estado, si no tomaban medidas para el control de la enfermedad. En consecuencia, la autoridad local usó veneno para eliminar a la rata doméstica y otras medidas de prevención en la destrucción de la rata urbana contagiada de peste por las pulgas de las ardillas del bosque, principalmente porque este insecto diseminó la enfermedad en California en 1919. Se reportaron 14 casos en Oakland en 1924 y 30 personas murieron de peste después de ser picadas por las pulgas de las ardillas, que la extendieron a los otros 15 estados occidentales de EE.UU. (1). La existencia actual de la enfermedad está reportada en ardillas, marmotas, ratas y ratones salvajes, desde California hasta Kansas; por ello, especialistas en epidemiología los vigilan, en especial, al más pequeño, el hurón, que convive con la rata doméstica.

En el invierno existe el riesgo latente de que la enfermedad se propague sin sanidad adecuada, en especial si la idea de los arquitectos y los ambientalistas es regresar a vivir a zonas en contacto con animales salvajes sin considerar estos hechos relacionados con ellos (2, 6).

V. CONCLUSIÓN

La peste negra fue la primera gran pandemia de la humanidad, lo que obligó a la sociedad de esa época a reflexionar, con angustia, desesperación e impotencia para reconocer que el origen verdadero de la enfermedad nada tenía que ver con creencias religiosas, ni con superstición, ni tampoco con los prejuicios, y que en realidad se asocia con la falta de educación ambiental y de respeto a la vida salvaje, y por una pobre calidad de vida. Cuando finalmente la sociedad medieval se percató del origen terrenal de la enfermedad, se promovieron profundos cambios en el pensamiento de esa época, lo que originó una nueva corriente ideológica, abierta al conocimiento, alejada de la ignorancia y del atraso intelectual de la sociedad medieval. En consecuencia, la peste impulsó la reforma protestante y la libertad de credo con lo cual ayudó al cambio en la forma de pensar, de actuar y de resolver los problemas sociales, no solo derivados de las enfermedades, sino también aquellos productos de la superstición sustitutos de la razón. Con todo lo anterior, la sociedad medieval se preparó para la nueva era, en donde el pensamiento racional fue más importante que las ideas basadas en prejuicios.

Agradecimientos

A la CIC-UMSNH (2010) por el proyecto 2.7, por el apoyo para realización de este trabajo.

VI. Bibliografía

1. Atlas, K.M. (2000). *Many faces-many microbes.* Herndon, EE.UU.: American Society for Microbiology.
2. Brock, T.D. (1995). *The road to Yellowstone* (49). Ann. Rev. Microbiol, pp. 25-35.
3. Brock, T.D. (1999). *Milestones in Microbiology: 1546 to 1940.* Herndon, EE.UU.: American Society for Microbiology.
4. Brock, T. D. (1998). *Roberto Koch. A life in medicine and bacteriology.* Herndon, EE.UU.: American Society for Microbiology.
5. Brock, T.D. (2000). *Milestones in Microbiology: 1546-1940.* Herndon, EE.UU.: American Society for Microbiology, pp.10-22.
6. Burnet, Mac F. (1972). *Natural history of infectious disease.* EE.UU.: Cambridge University Press.
7. Conafe. SEP/1981. *La horda invisible: microbios patógenos contagio y enfermedades* (1). México. pp. 23-29.
8. De Kruif, P. (1950). *Cazadores de Microbios.* España: Acriba.
9. De Kruif, P. y Dubos, R. (1998). *Pasteur and modern science.* Herndon, EE.UU.: American Society for Microbiology.
10. Fenner, F. (1970). *The Impact of civilization on the biology of man.* Toronto: Boyden S.V. Ed. Univ. of Toronto Press, pp. 48-68.
11. Gilligan, P.H., Smiley, L.M. y Shapiro, D.S. (1997). *Cases in medical microbiology and infectarious diseases* (2.ª ed.). Herndon, EE.UU.: American Society for Microbiology.
12. Hare, R. (1967) *Diseases in Antiquity.* Illinois, EE.UU.: Brothwell, D. and Sandison, A.T. Eds. Thomas Springfield, pp. 115-131.

13. Servin, M. (2000). *Microbiología, Vacunas y el Rezago Científico de México a Partir del Siglo XIX.* México: Instituto Politécnico Nacional. Centro Interdisciplinario de Investigaciones Estudios sobre Medio Ambiente y Desarrollo, pp.100-120.

LA GRIPE ESPAÑOLA
UNA PANDEMIA CON IMPACTO
EN LA HISTORIA HUMANA

*Liliana Márquez Benavides y
Juan Manuel Sánchez-Yáñez.*

CONTENIDO

VII. Conclusión

VIII. Bibliografía

RESUMEN

La globalización ha sido una vía para que la población humana en el mundo se movilice sin barreras que impidan toda clase intercambios: comercial, social y cultural. Sin embargo, ello también implica un peligro sanitario para esa comunidad, en donde las enfermedades infecciosas (EI) han modulado el avance alcanzado por la sociedad a través de los siglos, incluso en la primera década del siglo XXI.

En 1918, la gripe española (GE) provocó un efecto devastador en la salud de esa época, consecuencia de un agente ultramicroscópico patógeno de personas, que trastornó, diametralmente, la historia de la humanidad. En la actualidad, presenta especial relevancia por el riesgo de que esta enfermedad viral se emplee como arma biológica de destrucción masiva. El objetivo de este breve ensayo es analizar el impacto negativo de la EI en la historia humana moderna del siglo XX, al igual que el futuro, si las políticas públicas de salud de las naciones del mundo no toman como prioridad la prevención de una enfermedad infecciosa como la gripe española.

Palabras clave: virus, calidad de vida, educación, economía, justicia.

I. ANTECEDENTES

En 1918, el mundo conoció la terminación de la Primera Guerra Mundial (PGM), mientras se impedía a la prensa la divulgación de la gravedad de esta pandemia.

España, una nación que no participó en la PGM, reportó que la población civil en ciertos países del orbe reconoció una forma de neumonía que causaba una muerte fulminante. En consecuencia, en la historia de las enfermedades humanas se referenció a esta EI como la gripe española. Una hipótesis indica que se inició en 1917, en un lugar distante de Asia, el Tíbet, desde donde se diseminó por las acciones bélicas de la PGM. Otra hipótesis sugiere que comenzó el 4 de marzo de 1918, en Kansas, Estados Unidos, entre soldados acuartelados en espera, hasta ser transportados a Europa. En julio de 1918, con el arribo de estos soldados, la GE entró en Francia y produjo, luego, incontables fallecimientos en la población de ese país (1, 5).

La paz llegó al mundo el 11 de noviembre de 1918, con la terminación de la PGM y, mientras tanto, la GE se convertía en pandemia (23, 37, 39). Según los testigos de ese momento, pocos no la padecieron. La esperanza de vida en EE.UU., en ese tiempo, se acortó en más de diez años, según se relata en el libro *The great influenze (La gran gripe)*. Se iniciaron episodios de forma esporádica, como en Río de Janeiro, donde un estudiante de medicina, Ciro Viera Da Cunha, esperaba el tranvía cuando murió en el acto; o el caso en Ciudad del Cabo (Sudáfrica), donde en el mismo vehículo de transporte, el conductor se desplomó y falleció y, durante el trayecto de cinco kilómetros, seis personas más perecieron a causa de la GE (6, 10).

II. La incapacidad de la medicina para controlar la gripe española

La medicina ignoraba el origen de la GE, así como la vía de contagio, a pesar de que se tomaron las acciones preventivas en la diseminación de una EI, como la cuarentena en los puertos marítimos, además de prohibir reuniones en cines, iglesias y lugares públicos.

En San Francisco (EE.UU.), el gobierno aconsejó a la comunidad usar mascarillas en la vía pública, y quien no lo ponía en práctica era sancionado o llevado a prisión. No obstante, no fue suficiente. La GE enfermó a todo tipo de personas. Las más afectadas fueron jóvenes e individuos maduros, aparentemente sanos, de 20 a 40 años (2-6), y no las de la tercera edad. En octubre, en Filadelfia, Pensilvania, la GE fue devastadora, tanto que los ataúdes fueron insuficientes para los numerosos decesos. Un fabricante señaló "que de haber tenido 5.000, los habría vendido en dos horas". La morgue de la ciudad tenía diez cuerpos por cada féretro (11, 15).

Aun las islas tropicales de Samoa Occidental reportaron en dos meses un 20% de decesos de los 38.302 habitantes. No hubo nación del mundo sin pérdidas humanas por la GE (17).

En un breve período, la GE provocó más fallecimientos que ninguna otra pandemia en la historia humana: se reportaron 21 millones de decesos, aunque los epidemiólogos sugieren que la cifra sumó de 50 a 100 millones de muertes (16).

III. El virus de la gripe española: un devastador patógeno humano

La GE causó más muertes en un año que la peste negra en la Edad Media en un siglo, y más que el SIDA en 24 semanas. En cuatro años hubo un mayor número de norteamericanos fallecidos por esta razón que por las bajas en las dos guerras mundiales (15, 26). Se especula con que, si una pandemia de este tipo se diseminase, se podría contagiar un porcentaje similar a la población total actual de los EE.UU. En otros países morirían 1.500.000 personas, lo que supera la mortalidad anual por enfermedades crónico-degenerativas de la era moderna, como las cardíacas, el cáncer, las apoplejías, las pulmonares, el SIDA y el Alzheimer. La GE es, de hecho, una de las pandemias más devastadoras en la historia de la humanidad (14, 18). A partir de esta información, se reportó que el virus de la GE que infectó a países de Asia fue el H5N1, detectado por primera vez en 1997, en los mercados de aves de corral de Hong Kong. Este virus causa la muerte del 80% de los animales que contagia. Informes de agencias de salud indican que es posible enfermar a cualquier persona en contacto con animales enfermos, de ahí el alto riesgo en zonas del mundo que viven en condiciones de pobreza y marginación (41, 43).

IV. Los ortomixovirus

El virus de la influenza es el único miembro de la familia de los ortomixovirus. El término "mixo" se refiere a que contiene mucinas o glucoproteínas, que poseen un ARN (ácido ribonucleico) de una pieza y son pequeños, de 110 nm (nanómetros). En el cuadro 1 se muestran sus principales propiedades biológicas de valor diagnóstico, mientras que en el cuadro 2, se presenta una comparación del virus de la influenza con otros que infectan las vías respiratorias humanas y animales (1, 2) en las más importantes ciudades del mundo (14).

El virus de la influenza A provoca pandemias; el tipo B es responsable de infecciones similares a la GE; y el virus de clase C solo trae problemas leves en las vías respiratorias (42).

El virus tipo A de la influenza contiene un ARN de cadena sencilla segmentado, con una nucleocápside helicoidal y una envoltura lipoproteínica; el virión posee un ARN polimerasa (43, 45).

En el cuadro 2, se muestran las principales propiedades de la envoltura de un paramixovirus, que se usan en su identificación clínica (5, 13, 37). Dependiente de un ARN que transcribe el genoma con una polimerasa negativa al ARNm, este genoma no es infeccioso, aunque su envoltura está cubierta de dos tipos de espículas: una hemaglutinina y una neuraminidasa; la primera aglutina eritrocitos, y la última degrada al ácido muramínico un componente básico de la superficie en la membrana de la célula humana (30, 45).

En los virus de paperas y parainfluenza, la hemaglutinina y la neuraminidasa están en la misma espícula, pero la proteína de fusión en la espícula es diferente (6).

Los virus de la GE, en particular los del tipo A, muestran cambios frecuentes en la antigenicidad de sus proteínas: la hemaglutinina y la neuraminidasa favorecen su capacidad de causar pandemias. Estas modificaciones son de origen genético y se atribuyen al reordenamiento de su ácido nucleico, por la alta frecuencia de recombinación de sus segmentos completos del ARN en su genoma. En ese proceso se intercambian porciones de ARN, ya que cada uno codifica para una proteína exclusiva como la hemaglutinina (10, 22, 32).

Los virus de la GE tienen antígenos específicos de grupo: la ribonucleoproteína interna es el antígeno que distingue entre los virus de la influenza A, B y C. La hemaglutinina y la neuraminidasa son antígenos específicos de clase localizados en la superficie del virus con distinta antigenicidad, así como el anticuerpo contra la hemaglutinina que neutraliza la infectividad del virus y previene la enfermedad, no así el anticuerpo contra el antígeno único de la clase, que se localiza en el cuerpo. Mientras que el correspondiente contra la neuraminidasa no neutraliza la infectividad del virus, pero sí reduce la enfermedad por disminución de su densidad, liberado de una célula infectada cuando es menor la posibilidad de que se propague en una futura epidemia (23, 44, 46).

Existen especies de animales que tienen un virus propio de la influenza tipo A, como las aves, los cerdos y los caballos. Es probable que tales virus sean el origen de los nuevos tipos antigénicos que causan epidemias en el hombre. Si un virus de influenza A equino y uno humano infectan las mismas células de las vías respiratorias de un granjero, cabe la posibilidad de un entrecruzamiento genético y la aparición de una nueva variante del virus A humano portador de la hemaglutinina del virus equino (10, 20, 30).

Cuadro 1. Propiedades de ortomixovirus y paramixovirus causantes de infecciones respiratorias en humanos

Propiedad	Ortomixovirus	Paramixovirus
Virus	Influenza tipos A, B y C	Sarampión, paperas, sincitial respiratorio y parainfluenza
Genoma	Segmentado de 8 piezas, ARN de tira sencilla y polaridad negativa	No segmentado, ARN de una tira sencilla y polaridad negativa
ARN polimerasa del virión	Sí	Sí
Cápside	Helicoidal	Helicoidal
Envoltura	Sí	Sí
Tamaño	Menores de 110 nm	Mayores de 150 nm
Espículas de superficie	hemaglutina - neuraminidasa en espigas diferentes	Hemaglutinina-neuraminidasa en la misma espiga*
Formación de células gigantes	No	Sí

* Cada virus de este grupo difiere en los detalles (34, 41).

Cuadro 2. Espículas de la envoltura de los paramixovirus que infectan humanos

Virus	Hemaglutinina	Neuraminidasa	Proteína fusionante*
Virus del sarampión	+	-	+
Virus de la paroditis**	+	+	+
Virus sincitial respiratorio	-	-	+
Virus de la parainfluenza**	+	+	+

* Las proteínas fusionantes de sarampión y paperas son también hemolisinas.
** En los virus de paperas y parainfluenza, la hemaglutinina y la neuraminidasa están en la misma espícula, y la proteína en una diferente.

Actualmente, la nomenclatura: A/Filipinas/82 (H3N2) define a los virus de la influenza o de la GE (14, 45). La "A" se refiere al antígeno de grupo, la letra siguiente es la localidad donde se detectó y el año en que el virus se aisló. El H3N2 es la designación de los tipos de hemaglutinina (H) y neuraminidasa (N), tal como se definió el virus de la GE de 1918, codificado hoy como H1N1 (1, 5).

Los virus de la GE infectan animales de riesgo para la salud humana, ya que el cerdo es portador de variedades genéticas del virus que ataca a pollos, patos y otros animales, los que a su vez contagian al hombre. Si dos tipos de virus, uno animal y otro humano infectan al mismo cerdo, los genes de ambos virus se mezclarán y darán origen a un nuevo tipo de gripe, contra la que el hombre no tiene inmunidad (21, 25). La situación de intercambio genético del virus sucede comúnmente en las condiciones rurales, sitio donde conviven aves, cerdos y personas. Un hecho común en Asia y en diversos países del planeta, estos lugares son las posibles fuentes de nuevos tipos de GE (26, 30).

Se calcula que, aproximadamente, cada 11 años surge una epidemia de influenza y cada 30, una grave. Han pasado más de 35 años desde la última pandemia de influenza. El intervalo más largo del que se tiene información es de 39 años (25, 31). En consecuencia, se prevé que el próximo virus tendrá un elevado grado de patogenicidad para la humanidad, y que podría surgir en China o en un país cercano. Es posible que incluya antígenos de su envoltura, o bien de los factores de virulencia derivados de virus de la GE. De ser así, la enfermedad se propagará rápidamente en el mundo, afectará a personas de toda edad, y habrá trastornos en las actividades sociales y económicas a escala internacional. La mortalidad será de pronóstico reservado (31, 35), pues incluso los sistemas de salud de las naciones con economías desarrolladas serán incapaces de responder a la demanda de atención médica de la población (3, 8, 14, 21). Es de suponer una situación de caos por la GE, que provocará un impacto de proporciones de catástrofe, especialmente en los países pobres del mundo (1, 4).

Al comparar el efecto negativo de algunas EI, se calcula que habría 15 millones de muertes anuales en el planeta relacionadas con la GE, al igual que con el SIDA. Un informe del Onusida (Programa conjunto de las Naciones Unidas sobre el VIH/Sida) y otras organizaciones internacionales indican que en los 45 países más afectados por esta enfermedad se prevé la muerte prematura de 68 millones de personas entre los años 2000 y 2020. De hecho, ya han muerto más de 20 millones en los pasados 25 años, en contraste con la GE que mató varios millones en un año (36, 40).

El 19 de mayo de 2005 el servicio de noticias de organizaciones humanitarias Alert Net, de la Fundación Reuters, reportó la continua aparición de nuevos virus de GE, los que constituyen una amenaza latente de nuevas pandemias, con una alta probabilidad de suceder en países de escasos o limitados recursos económicos (20, 23).

IV.1. Síntesis del ciclo replicativo
del virus de la gripe española

El virus de la GE se adhiere a la célula humana cuando su hemaglutinina interactúa con los receptores glucoproteínicos de la superficie de la membrana celular del hospedero. Luego de entrar pierde la cápside, entonces su ARN y su polimerasa transcriben los 8 segmentos del genoma a otros 8 ARNm, que se trasladan a proteínas virales en el citoplasma Los genomas ARN de la progenie se sintetizan en el núcleo y la ribonucleoproteína helicoidal se ensambla en el citoplasma. Después la proteína de la matriz interviene en la interacción de la nucleocápside, que deja en el exterior, antes de entrar en la célula. Posteriormente, se transforma el ARN en ADN, que usa para replicar nuevos virones; entonces, se sintetizan nuevas proteínas de envoltura. Luego el virón sale de la célula por gemación, desde la membrana celular hasta el exterior, en el sitio donde la hemaglutinina y la neuraminidasa se han interdigitado. La neuraminidasa actúa en la liberación de viriones, al hidrolizar el ácido neuromínico de la superficie celular hospedera, por ello el virus de la GE es el único virus ARN que se replica en el núcleo (8, 18, 26, 39).

IV.2. Epidemiología

El virus tipo A de la GE se transmite por aerosoles respiratorios humanos y tiene el potencial de causar una epidemia dependiente de los cambios genéticos en sus antígenos: la hemaglutinina y la neuraminidasa. Los desplazamientos antigénicos son alteraciones mayores basadas en el entrecruzamiento de los fragmentos del genoma, o bien en desviaciones antigénicas, que son modificaciones menores de acuerdo con una mutación. Los desplazamientos son menos frecuentes, suceden cada 10 o 11 años, en tanto que las variantes mínimas o las desviaciones aparecen cada año (1, 6).

Las epidemias y pandemias por el virus de la GE se producen cuando la antigenicidad cambia lo suficiente para que la inmunidad que posee el tipo B aparezca en personas con neumonía bacteriana secundaria, responsable de un número significativo de muertes entre ancianos y niños (20, 25).

IV.3. Síntomas de la gripe española

El período de incubación del virus de la GE es de 24 a 48 horas. El enfermo, repentinamente, tiene fiebre, mialgias, cefalea y tos; vómitos y diarrea son poco comunes. El cuadro desaparece espontáneamente en un lapso de 4 a 7 días, aunque una neumonía, por este virus o por bacterias, se puede complicar con otros problemas de salud. Signos como el síndrome de Reye, que se caracteriza por encefalopatía y degeneración hepática (es poco común en los niños), después de ciertas infecciones virales como sucede con la influenza tipo B o con la varicela, cuando el paciente ingiere aspirina para la fiebre, que predispone a la infección con el virus de la GE (10, 11, 15).

IV.4. Patogénesis e inmunidad

Cuando el virus de la GE se inhala, su neuraminidasa degrada la capa protectora del moco y penetra las vías respiratorias en las células epiteliales. A pesar del cuadro sistémico de la enfermedad, rara vez ocurre viremia, pero sí necrosis de las capas superficiales del epitelio respiratorio. La neumonía por el virus de la GE es grave por el daño en el tejido, en donde se ubican los anticuerpos IgG de mínima defensa contra el virus de la GE, mientras que la IgA que aparece en las vías respiratorias sí protege al paciente (21).

V. Diagnóstico de laboratorio

El principal diagnóstico de la GE se realiza en la clínica mediante dos técnicas (37,40):

1) el virus se multiplica en cultivos de células de exudado faríngeo e identifica por tinción con anticuerpos fluorescentes de las células infectadas con antisueros para la influenza tipo A y B. Esta técnica requiere varios días;

2) una determinación de la elevación del título de anticuerpos, de por lo menos 4 veces en el suero del paciente al inicio de la enfermedad, así como 10 días después del contagio. Estos datos son suficientes en un diagnóstico positivo para medir el título. Además, se usa la prueba de bloqueo de la hemaglutinación y la de fijación del complemento o FC (1, 8).

V.1. Tratamiento

La amantadita se emplea en el tratamiento y prevención de la influenza tipo A de la GE y se la recomienda para ancianos en las casas de retiro. Este fármaco es eficaz solo contra la influenza tipo A de la GE, pero no contra la B. La rimantidina, un derivado de la amantadita se prescribe en la prevención de la GE porque tiene menos efectos colaterales negativos en el paciente que otros medicamentos empleados con ese propósito (12, 18, 20).

V.2. Medidas de prevención

Existen antibióticos que reducen la mortalidad de la GE, en neumonías secundarias causada por bacterias patógenas del aparato respiratorio. La vacunación inmuniza solo cuando se identifica a tiempo el tipo específico de virus, aunque la historia de protección contra la gripe humana es de fracasos, a pesar de los avances registrados desde la PGM (11, 18, 31).

Los grupos de investigación en el mundo no han descubierto ni desarrollado una solución definitiva contra esta clase de virus para que en un futuro se evite una pandemia como la sucedida en 1918 (14, 19, 22).

El Instituto Nacional de Investigación Médica de Londres afirmó "que existen las condiciones de 1918 para que ello sea posible", como un elevado flujo internacional de personas, facilidades de los medios de comunicación actuales, grave desnutrición en los países pobres y falta de sanidad en las zonas de guerra. Mientras que una alta proporción de la población mundial de 6.500 millones de personas viven en zonas urbanas donde los servicios de salud no existen o son insuficientes, lo que aumenta el riesgo de una pandemia como la provocada a principios del siglo XX por el virus de la GE (33, 40). El libro *Flu – The History of the Great Influenza Pandemic of 1918 and the Search for the Virus That Caused It* (*Gripe: la historia de la gran pandemia de influenza de 1918 y la búsqueda del virus que la causó*) señala que se le dio el nombre de "gripe" porque antes no hubo otra igual, y que comenzó a finales de la PGM entre 1914 y 1918. En la publicación *Microbes and Infection* (*Microbios e infección*) se explica "que existe el ambiente propicio para generar otra pandemia similar" si las políticas públicas de salud no promueven auténticos programas de prevención de otra epidemia de GE". En el libro *Emerging Infectious Diseases* (*Enfermedades infecciosas emergentes*), la posición de los optimistas fue que, para el siglo XXI, ya se habrían erradicado las EI. Sin embargo, como se ha observado en los últimos treinta años de la historia humana, no ha sucedido: "estas no desaparecerán mientras el potencial microbiano patogénico sea derivado de su alta diversidad genética y de los cambios adversos del ambiente en el mundo" (13, 24, 37).

El principal modo de protección contra la GE es una vacuna, preparada con los virus de influenza A y B muertos; ambas se formulan cada año con los antígenos actuales, que no son adecuados inmunógenos, pues solo lo hacen por seis meses. De ahí que se recomienda un refuerzo anual, administrado antes de la estación de los resfriados en octubre, que inmunizará contra los últimos cambios antigénicos del virus. Esta es la vacuna para los adultos mayores de 65 años y también para aquellas personas que enfrentan enfermedades crónicas degenerativas, o trastornos respiratorios y cardiovasculares. La vacuna contiene virus muertos completos y se prepara de dos formas: una, con fragmentos del virus de la GE y, la otra, con un antígeno de la superficie del virus purificado, la que se recomienda para niños porque causa menos efectos secundarios (1, 23, 35). Hoy existe una vacuna experimental eficaz con un virus mutante vivo, sensible a la temperatura. Este se replica en los pasajes nasales que tienen una temperatura menor a 33 °C e induce la formación de la IgA, pero no en las vías respiratorias inferiores más calientes, con temperatura de 37 °C. La ventaja de esta vacuna es que inmuniza sin causar enfermedad (1, 6; 15, 20).

VI. La humanidad con expectativas positivas a enfermedades similares

En 1997, en Brevig, una aldea *inuit* en la tundra de la península de Seward en Alaska, EE.UU., un investigador analizó el cadáver de una joven mujer descubierto en una mezcla de suelo arcilloso y hielo. Ella había muerto de GE en 1918. Este científico aisló de los pulmones de la mujer el virus responsable de la variedad de GE, mediante técnicas genéticas recuperó el ARN y descubrió por qué ese virus fue tan patógeno. A la vez identificó y secuenció su genoma. Simultáneamente, otro grupo de investigación con muestras de pulmones de soldados fallecidos durante la PGM (17, 25), del Instituto Nacional de Investigación Médica de Londres, Inglaterra, en colaboración con el Wilson del Scripps de San Diego, California, EE.UU., describió la síntesis de la hemaglutinina del virus de la GE, responsable de la epidemia de 1918, así como la secuencia genética del virus H1N1. Esto permitió conocerlo mejor para el desarrollo de algún tipo de vacuna en la prevención del virus de EI similares a la GE y que será una valiosa herramienta para que la humanidad no sufra un impacto como el reportado con la GE en 1918 (1, 2).

VII. Conclusión

Las EI causadas por virus del tipo de la gripe española representan un riesgo latente para la salud de millones de personas que viven en zonas pobres del mundo, donde los servicios públicos de prevención no existen o son insuficientes, lo que hace a esa población susceptible al contagio, en especial por la carencia de educación para salud. Esto implica que las autoridades de gobierno tienen que invertir en programas sanitarios públicos y no en la compra de armas para la guerra, como sucede en países pobres del mundo. El virus de la GE tiene una extraordinaria facilidad genética para combinarse con otros virus patógenos humanos y animales. Esto complica la eficacia de la respuesta inmune del cuerpo humano, al igual que una vacuna que dé una seguridad del 100 %, dada la estrecha interacción de los humanos con animales de granja, necesarios en la alimentación de la población. Por lo anterior se requieren modificaciones urgentes con las políticas públicas de los sistemas de salud estatales y privados para evitar otra pandemia como la GE, que ponga en peligro el futuro de la humanidad.

Agradecimientos

A proyecto 2.7 de la CIC de la UMSNH (2010), por el apoyo para este trabajo de revisión.

VIII. Bibliografía

1. Niall, J. (2005). *Britain and the 1918-19 Influenza Pandemic: A Dark Epilogue.* Routledge.

2. Terrence M., Tumpey, C., F. Basler, P. Aguilar, H. Zeng, A. Solórzano, D. Swayne, N. Cox, J. Katz, J. Taubenberger, P. Palese y A. García-Sastre (2005). "Characterization of the Reconstructed 1918 Spanish Influenza Pandemic Virus". *Science,* (310), pp. 77-80 [en línea]. En: <http://es.wikipedia.org/wiki/Science>.

3. Area, E., Martín-Benito, J., Gastaminza, P., Torreira, E., Valpuesta, J.M., Carascosa, J.L. y Ortín, J. (2004). *Three dimensional structure of the influenza virus RNA polymerase: localization of subunit domains* (101). EE.UU.: Proc. Natl. Acad. Sci. USA, pp. 308-313.

4. Astorga, R., Maldonado, A., Tarradas, C., Arenas, A. y Perea, A. (1996). "Infecciones en aves acuáticas no anátidas de Doñana: Estudio epidemiológico". *Oxyura* (8), pp. 93-101.

5. Astoga, R., Tarradas, C., Maldonado, A., Arenas, A., Luque, I., Vicente, S. y Perea, A. (1994). "Estudio de infecciones en anátidas silvestres del Parque Nacional Doñana". *Oxyura* (7), pp. 213-219.

6. Bullough, P.A., Hughson, F.M., Skehel, J.J. y Wiley, D.C. (1994). "Structure of influenza haemagglutinin at the pH of membrane fusion". *Nature* (371), pp. 37-43.

7. Capua, I. y Marangon, S. (2000). "Vacunation in the control of avian influenza in the EUA". *Vet Tec.*, pp.152, 271.

8. Chen, W., Calvo, P.A., Malide, D., Gibbs, J., Schubert, U., Bacik, I., Basta, S., O'Neill, R., Schickli, J., Palese, P., Henklein, P., Bennink, J.R. y Yewdell, J.W. (2001). "A novel influenza a virus mitochondrial protein that induces cell death". *Nat. Med.* (7), pp. 1306-1312.

9. Coiras, M.T., Pérez-Breña, P., García, M.L. y Casas, I. (2004). "Simultaneous detection of fourteen respiratory viruses in clinical specimens by two multiplex reverse transcription nested PCR assays". *M. Med. Virol* (72), pp. 488-495.

10. Colman, P.M., Varghese, J.N. and Laver, W.G. (1983). "Structure of the catalytic and antigenic sites in influenza virus neuraminidase". *Nature (303)*, pp. 41-44.

11. Cox, R.J., Brokstad, K.A. y Ogra, P. (2004). "Influenza virus: immunity and vaccination strategies. Comparison of the immune response to inactivated and live, attenuated influenza vaccines". *Scand Immunol* (59), pp. 1-15.

12. Crawford, P.C., Dubovi, E. Castleman, W.L., Stepherson, I., Gibbs, E.P., Chen, L., Smith, C., Hill, R.C., Ferro, P., Pompey, J., Brigh., R.A. Medina, M.J., Johnson, C.M., Olsen, C.W., Cox, N.J., Klimov, A.I., Katz, J.M. y Donis, R.O. (2005). "Transmission of equine influenza virus to dogs". *Science* (310), pp. 482-485.

13. De Jong, M.D., Bach, V.C., Phan, T.Q., Vo, M.H., Tran, T.T., Nguyen, B.H., Beld, M., Le, T.P., Truong, H.K., Nguyen, V.V., Tran, T.H., Do, Q.H. y Farrar, J. (2005). "Fatal avian influenza A (H5N1) in a child presenting with diarrhea followed by coma". *N. Engl J. Med* (352), pp.686-691.

14. Domingo, E. y Holland, J.J. (1997). "RNA virus mutations and fitness for survival". *Annu Rev Microbiol* (51), pp. 151-178.

15. Fenner, F. (1999). *Veterinary Virology*. London: Academic Press.

16. Fujii, Y., Goto, H., Watanabe, T., Yoshida, T. y Kawaoka, Y. (2003). *Selective incorporation of influenza virus RNA segments into virions* (100). EE.UU.: Proc Natl Acad Sci USA, pp. 2002-2007.

17. García-Sastre, A. (2001). "Inhibition of interferon mediated antiviral responses by influenza A viruses and other negative strand RNA viruses". *Virology* (279), pp. 375-384.

18. Harvey, R., Martin, A.C., Zambon, M. and Barclay, W.S. (2004). "Restrictions to the adaptation of influenza a virus h5 hemagglutinin to the human host". *J. Virol* (78), pp. 502-507.

19. Hatta, M., Gao, P., Halfmann, P. y Kawaoka, Y. (2001). "Molecular basis for high virulence of Hong Kong H5N1 influenza A viruses". *Science* (293), pp. 1840-1842.

20. Herlocher, M.L., Truscon, R., Elias, S., Yen, H.L., Roberts N.A., Ohmit, S.E. y Monto, A.S. (2004). "Influenza viruses resistant to the antiviral drug oseltamivir: transmission studies in ferrets". *J Infect Dis* (190), pp. 1627-1630.

21. Iwatsuki-Horimoto, K., Kanazawa, R., Sugii, S., Kawaoka, Y. y Horimoto, T. (2004). "The index influenza: A virus subtype differs in its receptor-binding properties from a virulent avian influenza virus". *J Gen Virol* (85), pp. 1001-1005.

22. Klenk, H.D., Rott, R., Orlich, M. and Blodom, J. 1975. *Activation of influenza A viruses by tripsin treatment.* Virology, 68: 426-439.

23. Lamb, R.A. y Krug, R.M. (1996). *Orthomyxoviruses: the viruses and their replication, In Fields,* B.N.e.a. (ed.). Phipadelphia: Virology. Lippincott-Raven Publishers, pp. 135.-139.

24. Leon, L. (2004). "Infecciones en las poblaciones de ánsar común (Anser) Doñana". *Memoria anual de Actividades y Resultados de Gestión e Investigación en el Parque Nacional de Doñana,* Argentina, pp. 20-35.

25. Li, K.S., Guan, Y., Wang, J., Smith, G.J., Xu, K. M., Duan, L., Rahardjo, A.P., Puthavathana, P., Buranathai, C., Nguyen, T.D., Estoepangestie, A.T., Chaisingh, A., Auewarakul, P., Long, H.T., Hanh, N.T., Webby, R.J., Poon, L.L., Chen, H., Shortridge, K.F., Yuen, K.Y., Webster, R.G. y Peiris, J.S. (2004). "Genesis of a highly patho-

genic and potentially pandemic H5N1 influenza virus in Eastern Asia". *Nature* (430), pp. 209-213.

26. Martín-Benito, J., Area, E., Ortega, J., Llorca, O., Valpuesta, J.M., Carrascosa, J. L. y Ortín, J. (2001). "Three dimensional reconstruction of a recombinant influenza virus ribonucleo-protein particle". EMBO Reports (2), pp. 313-317.

27. Meijer, A., Valette, M., Manuguerra, J.C., Perez-Brena, P., Pager, J., Brown, C. y Vvan der Velden, K. (2005). "Implementation of the community network of referent laboratories for human influenza in Europe". *J.Clin Virol.* (34), pp. 87-96.

28. Miller, M.R., Takekawa, J.Y., Fleskes, J.P.O., D.L., Casa-zza, M.L. y Perry, M. (2005). "Spring migration of Nor-thern Pintails from California's Central Valley wintering tracked with satellite telemetry: routes, timing and desti-nations". *Can J. Zool. (83)*, pp. 1314-1332.

29. Moscona, A. (2005). "Neuraminidase inhibitors for in-fluenza". *N Engl J Med (*353), pp. 1363-1373.

30. Neumann, G., Brownlee, G.G., Fodor, E. y Kawaoka, Y. (2004). "Orthomyxovirus replication, transcription, and polyadenylation". *Curr Top Microbiol Immunol* (283), pp. 121-143.

31. Parvin, J.D.; Moscona, A., Pan, W.T., Leider, J.M. and Palese, P. (1986). "Measurement of the mutation rates of animal viruses: influenza A virus and poliovirus type". *J. Virol* (59), pp. 377-383.

32. Pinto, L.H., Holsinger, L.J. y Lamb, R.A. (1992). "In-fluenza virus M2protein has ion channel activity". *Cell* (69), pp. 517-528.

33. Portela, A. y Digard, P. (2002). "The influenza virus nu-cleoprotein: a multifunctional RNA-binding protein pi-votal to virus replication". *J Gen Virol* (8), pp. 723-734.

33. Portela, A., Zurcher, T., Nieto, A. y Ortín, J. (1999). "Replication of Orthomyxoviruses" *Adv. Virus Res* (54), pp. 319-348.

34. Russell, C.J. y Webster, R.G. (2005). "The genesis of a pandemic influenza virus". *Cell* (123), pp. 368-371.

35. Schaub, M. y Jenni, L. (2001). "Stopover durations on three warbler species along their autumn migration route". *Oecologia* (128), pp. 217-227

36. Smith, D.J., Lapedes, A.S., de Jong, J.C., Bestebroer, T.M., Rimmelzwaan, G.F., Osterhaus, A.D, y Fouchier, R.A. (2004). "Mapping the antigenic and genetic evolution of influenza virus". *Science* (305), pp. 371-376.

37. Steinhauer, D.A. (1999). "Role of hemagglutinin cleavage for the pathogenicity of influenza virus". *Virology* (258), pp. 1-20.

38. Sturm-Ramírez, K.M., HJulse-Post, D.J., Geovorkova, E.A., Humberd, J., Seiler, P., Puthavathana, P., Buranathai, C., Nguyen, T. D., Chaisingh, A. Long, H.T. Naipospos, T.S., Chen, H., Ellis, T.M, Guan Y. Peiris, J.S. y Webster, R.G. (2005). "Are ducks contributing to the endemicity of highly pathogenic H5N1 influenza virus in Asia?". *J. Virol* (79), pp. 11269-11279.

39. Suárez, P. y Ortín, J. (1994). "An estimation of the nucleotide substitution rate at defined positions in the influenza virus haemagglutinin gene". *J. Gen. Virol* (75), pp. 389-393.

40. B.R. (1993). "Rescue of an influence A virus wild-type PB2 gene and a mutant derivative bearing a site-specific temperature-sensitive and attenuating mutation". *J. Virol* (67), pp. 7223-7228.

41. Subbarao, K., Klimov, A., Katz, J., Renery, H., Lim, W., Hall, H., Perdue, M., Swayne, D. Bender, C., Huang, J.,

Hemphill, M., Rowe, T., Shaw, M., Xu., X., Fukuda, K. y Cox, N. (1998). "Characterization of an avian influenza A (H5N1) virus isolated from a child with a fatal respiratory illness". *Science* (279), pp. 393-396.

42. Templeton, K.E., Scheltinga, S.A., Beersma, M.F., Kroes, A.C. y Claas, E.C. (2004). "Rapid and sensitive method using multiplex real-time PCR for diagnosis of infections by influenza A and influenza B viruses, respiratory syncytial virus, and parainfluence viruses 1,2,3 and 4". *J Clin Microbiol* (42), pp. 1564-1569.

43. Tran, T.H., Nguyen, T.L., Nguyen, T.D., Luong, T.S., Pham, P.M., Nugyen, V.C., Pham, T.S., Vo, C.D., Le, T.Q., Ngo, T.T., Dao, B.K, Le, P.P., Ngyen, T.T., Hoang, T.L., Cao, V.T., Le. T.G. Nguyen, D.T., Le, H.N., Nguyen, J.T., Le, H.S., Le, V.T., Christiane, D., Tran, T.T., Menno de, J., Schultsz, C., Cheng, P., Lim, W., Horby, P. y Farrar, J. (2004). "Avian influenza A (H5N1) in 10 patients in Vietnam". *N Engl J Med* (350), pp. 1179-1188.

44. Tumpey, T.M., Basler, C.F., Agular, P.V., Zeng, H. Solorzano, A., Seayne, D.E., Cox, N.J., Katz, J.M., Taubenberger, J.K., Palese, P. and García-Sastre, A. (2005). "Characterization of the reconstructed 1918 Spanish influenza pandemic virus". *Science* (310), pp. 77-80.

45. Who, T.W.C.O.T. (2005) "Avian influenza (H5N1) infections in humans". *New Engl. Of Med* (353), pp. 1374-1385.

46. Wiley, D.C. y Skehel, J.J. (1987). "The Structure and function of the hemagglutinin membrane glycoprotein of influenza virus". *Ann. Rev. Biochem* (56), pp. 365-394.

47. Wright, P.F. y Webster, R.G. (2001). "Orthomyxoviruses". En: Knipe, D.M., Howley, P.M., Griffin, D.E., Lamb, R.A., Martin, M.A., Roizman, B. y Straus, S.E. (eds.) *Fields Virology,* Philadelphia: Limppincott-Raven, pp.1533-1579.

48. Wuethrich, B. (2003). "Infectious disease. Chasing the fickle swine flu". *Science* (299), pp. 1502-1505.

49. Zambon, M. (1998). "Laboratory diagnosis in influenza". En Nicholson, K.G. Webster, R.G. y Hay, A.J. (eds.) *Text book of influenza*. Oxford: Blackwell Science, pp. 291-313.

La fiebre amarilla: factor fundamental en la fundación de Haití

Juan Manuel Sánchez-Yáñez

Contenido

Resumen

En general las enfermedades infecciosas (EI) son el resultado de las condiciones de higiene deficiente, desnutrición o precariedad de los hogares; al igual que la inestabilidad social, todo combinado con la virulencia de un patógeno o parásito. Esto ocasiona cambios drásticos en el orden de cualquier sociedad humana, en especial cuando la EI se convierte en epidemia, lo que influye en el impacto de ejércitos que intentan conquistar países, con propósitos de control económico o social. Haití es un ejemplo de una nación producto de una EI, que en conjunto con la lucha de independencia de sus habitantes de Francia se constituyó en una nueva república en este joven país, donde la fiebre amarilla (FA) fue clave para su fundación.

Palabras clave: mosquito, epidemia, lucha de clases, revolución.

I. Introducción y antecedentes

Haití es actualmente una de las naciones más pobres del mundo. Hace más de dos siglos, este pequeño país ocupaba un tercio occidental de la isla caribeña de Santo Domingo, conocida como "La Española" y considerada la perla de las posesiones coloniales francesas. Sus plantaciones fueron administradas por un régimen de esclavitud, ya que rendía lucrativas cosechas de azúcar, café, cacao, añil y algodón. En 1789, en su apogeo, Saint-Domingue, llamada así por los franceses, o Santo Domingo por los españoles, representaba un tráfico de productos por un valor de 140 millones de dólares actuales. Sin embargo, la fiebre amarilla (FA) y los problemas políticos de esta isla causaron su ruina. De sus cenizas surgió la república negra de Haití, que nació por el impulso de un mosquito y por el virus que transmite la FA (10, 13, 16), una enfermedad infecciosa (EI) denominada así por la ictericia o color amarillo de la piel y provocada por las hemorragias agudas internas que debilitan y matan al enfermo (18). Existen dudas de cómo y cuándo llegó esta EI al Nuevo Mundo. Es posible que haya cruzado el Atlántico en 1640 en los barcos dedicados al tráfico de esclavos negros de África occidental. Apareció periódicamente para enfermar a los habitantes de la región del Caribe, a los marineros y a los colonos recién desembarcados desde el norte de Europa (1,2). No obstante, hasta que se descubrió la vía de la transmisión, a fines del siglo XIX, se supuso que la FA se contagiaba directamente de una persona a otra. Las medidas preventivas eran las habituales: aislamiento de los enfermos, desinfección de sus ropas y habitaciones, y cremación de cadáveres, lo que no redujo la frecuencia de la epidemia en la isla (3).

II. EL MOSQUITO COMO VECTOR DE UNA ENFERMEDAD INFECCIOSA: LA FIEBRE AMARILLA

El virus de la FA se diseminó por el mosquito del género *Aedes* de la especie *aegypti,* que deposita sus huevos en receptáculos de agua, como toneles y cisternas, en donde se reproduce, al igual que en los depósitos de agua de los barcos, lo que explica cómo llegó al continente americano (3). La FA puede matar al enfermo en unos días o bien lo inmuniza de por vida, por lo que a los esclavos del África occidental, que llegaron al Nuevo Mundo y que fueron expuestos a la infección benigna en su infancia, los inmunizó, de tal forma que, cuando la FA se extendió por el Caribe y América del Sur, los nativos africanos, los europeos o la mezcla de ambos fueron inmunes. En 1790, esta EI fue un padecimiento raro entre la población de Santo Domingo, aunque *A. aegypti* proliferaba en la isla y provocaba epidemias, donde había grupos humanos susceptibles a la FA (2, 4, 16).

III. Las consecuencias históricas de la fiebre amarilla en Haití

En septiembre de 1793, desembarcó en Santo Domingo un grupo con 600 soldados ingleses. Las circunstancias que llevaron a estos a la isla se remontan al año 1789, cuando las noticias sobre la Revolución francesa llegaron a la isla. Al mismo tiempo se generó otro conflicto en la compleja estructura racial y de clases sociales de la isla, a la dominante era de blancos ricos, les seguían los dedicados a las artesanías, al comercio y los agricultores en pequeña escala. Estos últimos envidiaban a los comerciantes, lo que causó un resentimiento en la tercera clase social: los libertos mulatos, en su mayoría descendientes de amos blancos y esclavas negras. Los libertos eran ciudadanos franceses ricos que disfrutaban de una buena posición social en la colonia. Durante la segunda mitad del siglo XVIII, las leyes discriminatorias los habían despojado de sus derechos; además fueron excluidos de la jerarquía social y su trabajo fue dependiente de este injusto sistema socioeconómico. En 1791, ya había en la isla medio millón por mayoría. Esta clase se rebeló, y el lugar se convirtió en una guerra de odios racistas y clasistas, de ahí que el mensaje revolucionario de Francia (libertad, igualdad, fraternidad) encontró eco en un ambiente de tensión entre blancos y mulatos. En agosto de 1791, inesperadamente, los esclavos negros actuaron e iniciaron una rebelión de terror, con atrocidades por ambos bandos, y los blancos, que eran minoría, fueron asesinados o huyeron de la isla (1, 2). El gobierno francés envió funcionarios para restaurar el orden y negociar con la fuerza guerrillera de negros y mulatos que peleaban por el control. Entre los dirigentes negros había un esclavo: Francois Dominique Toussaint Louverture que, en la primavera de 1793, se pasó al lado español de Santo Domingo para combatir contra las fuerzas francesas. Un año después estos abolieron la esclavitud en la isla y entonces los ingleses la invadieron. Toussaint cambió de partido político. En mayo de 1794, con 4.000 soldados negros, se unió a los franceses contra los ingleses y, cuando los vencieron, la FA consumaba su impacto negativo en la historia de Santo Domingo. La temporada de lluvias favoreció un ambiente propicio para la reproducción del mosquito. Los ingleses fueron receptores susceptibles del virus de la enfermedad: por su drástico efecto negativo, numerosos soldados ingleses murieron. Estos mostraron los primeros síntomas de la FA: fatiga, dolor de cabeza, mareos, náusea y vómito (1, 3), pues el virus ataca al hígado, que deja de funcionar y, en consecuencia, la piel del afectado adquiere un tono amarillo en los globos oculares, manifiesta fiebre con vómito de sangre semidigerida por una hemorragia generalizada con delirio en la etapa final, y la muerte sobreviene en una semana (4, 10).

IV. La sintomatología de la fiebre amarilla

Esta EI se caracteriza por ictericia y fiebre de gravedad extrema, que comienza repentinamente con elevada temperatura, cefalea, mialgias y fotofobia; después los síntomas se agudizan al afectar el hígado, los riñones y el corazón; la postración y el shock siguen a la hemorragia en las vías gastrointestinales superiores con hematemesis; el diagnóstico del laboratorio se realiza por el aislamiento del virus o la detección de un elevado título de anticuerpos contra este. Actualmente, todavía no se dispone de una terapéutica antiviral eficaz por lo que el índice de mortalidad por FA es alto. Si el paciente se recupera, la inmunidad es permanente. La epidemiología de esta EI en la naturaleza presenta dos tipos distintos con reservorio y vectores (2, 7, 9). La FA selvática es una enfermedad de los monos en África y en América del Sur, transmitida por mosquitos de las copas de los árboles, de la especie *Haemagogus*; los monos son el reservorio permanente; el humano es un receptor accidental y, en consecuencia, los leñadores se infectan cuando trabajan en la selva (1, 3, 5).

Por el contrario, la FA urbana es exclusiva del hombre transmitida por *A. aegypti,* que se reproduce en aguas estancadas; el humano es el receptor del virus que, para su transmisión, requiere reproducirse en el mosquito, durante el período de incubación de 12 a 14 días. Después de que uno de esos está infectado, pica a una persona, y el período de incubación es de 3 a 6 días (8, 10). La prevención de la FA se logra con el control del mosquito o bien mediante la inmunización de la población con la vacuna que contiene virus vivos atenuados de FA, con una protección de 10 años. Los viajeros y residentes de áreas endémicas deben vacunarse luego de ese período de tiempo, ya que aun hoy se reportan epidemias de FA en África y Sudamérica (2, 4, 6).

V. Las consecuencias históricas de la fiebre amarilla en Haití

En Santo Domingo había otras EI, como el paludismo. A fines de junio de 1796, el teniente Thomas Howard, de los húsares de York, describió en su diario: "Los hombres sanos en la mañana, enferman en la comida, los sepultan en la noche; se ahogan en su propia sangre que les brota por los poros". Estos síntomas parecían de FA, aunque su avance suponía un tipo de paludismo. Sin tratamiento médico, solo se indicaban remedios, como: baños de agua, sangrías, vejigatorios, fuertes dosis de mercurio, arsénico, calomel y otros. Todos fueron ineficaces y, en ocasiones, peores que la enfermedad (7, 9). Los soldados en los hospitales, sin el personal médico suficiente, con excesivos pacientes de FA, "no lograban salir", señaló Howard, "de no ser para el sepulcro". Entre junio y diciembre de 1794, 2.000 soldados ingleses murieron de la FA. La mortalidad disminuyó en los primeros meses de 1795, pero aumentó rápidamente en mayo. Uno de los regimientos, que había llegado de Irlanda en abril de 1795, perdió el 41% de sus efectivos hacia el 1.º de julio de ese año. Las tropas que arribaron en agosto y octubre solo desembarcaron para ir a la tumba. El año siguiente murieron 600 soldados en el verano. En 1797, la FA fue menos drástica con las tropas inglesas que se habían adaptado a la enfermedad (1, 4), pero el acoso de Toussaint y la FA hicieron que los ingleses se rindieran. En octubre de 1798, tuvieron que negociar la paz con la guerrilla para retirarse de la isla. En cinco años de ocupación, Inglaterra envió 20.200 hombres; se calcula que 12.700 soldados murieron de FA, mientras que 1.500 recibieron licencia para regresar inválidos a su país; otros 2.500 marineros fallecieron durante esa campaña (10, 12, 17).

En tanto que Toussaint trató de reactivar la economía del país, sus seguidores regresaron a las plantaciones a cambio de libertad y de compartir las utilidades de ese negocio agrícola. Animó a los hacendados a volver a Santo Domingo, con la garantía de protección en un lapso corto de tiempo, y alcanzó prosperidad a pesar del conflicto entre negros y mulatos. Hacia 1801, Toussaint había derrotado a sus adversarios en la isla. Conquistó la parte española, evitó un rompimiento definitivo con los franceses y le juró lealtad al gobierno de París, pero Napoleón Bonaparte planeaba su caída y pensaba aplastar al "africano de oro" para controlar la colonia, como primer paso para un imperio en el Nuevo Mundo, que se proponía extender desde el Caribe hasta Canadá (11, 14, 16).

En enero de 1802, llegó a Santo Domingo un ejército de 23.000 soldados franceses, veteranos de otras guerras bajo el mando del cuñado de Napoleón, el general Charles Leclerc, contra el cual el ejército de Toussaint opuso resistencia, aunque en abril de ese año se rindieron. El guerrillero fue hecho prisionero y enviado a Francia, donde murió en la cárcel de frío e inanición; sin embargo, antes de la caída de Toussaint, tanto soldados franceses como ingleses habían muerto de FA (1, 10). El 11 de junio de 1802, Leclerc escribió: "Si el primer cónsul desea tener un ejército en Santo Domingo en el mes de octubre, tendrá que enviarlo de Francia porque esta enfermedad ha sido devastadora". Incluso el mismo Leclerc murió por esa causa en noviembre de ese año (9, 13). En el otoño de 1802, llegaron otros 10.000 soldados franceses. La muerte de Leclerc trastornó los proyectos de Napoleón sobre el Nuevo Mundo; por esa razón, en abril de 1803, Luisiana fue vendida a los Estados Unidos y, siete meses después, Francia se retiró de Santo Domingo. Al terminar esta campaña militar, habían muerto 24.000 soldados franceses de los 33.000 que habían llegado. El 1.° de enero de 1804, el general Jean Jacques Dessalines, sucesor de Toussaint, proclamó la independencia de Santo Domingo. Desde entonces se la llamó Haití, nombre que originalmente le habían dado a la isla los indios que la habitaban. La actividad del mosquito como vector de la FA, la situación de la revolución social de la isla y la resuelta guerrilla contribuyeron a establecer la primera república negra independiente en el mundo; no obstante, después de 13 años de guerra civil, de invasiones y de FA, esta incipiente nación quedó en la pobreza, sin gobierno estable, situación de la cual Haití aun no se recupera. En consecuencia, su condición financiera, social y de salud han sido deficientes, lo que impide una calidad de vida digna para sus habitantes (1, 5).

VI. Conclusión

La compleja problemática social es un ejemplo de lo que una enfermedad infecciosa grave, el desorden social y los prejuicios raciales pueden provocar. La humanidad necesita aprender de esta clase de errores para encontrar vías correctas de desarrollo económico- social y alternativas de mejorar la calidad de vida de sus habitantes, no solo mediante la fuerza de las armas, sino por el control riguroso de epidemias, con sistemas sociales que promuevan la justicia social y el respeto a los derechos humanos.

Dedicatoria

A los sobrevivientes de la conquista española en América que, a pesar de todos los problemas, heredaron en algunos la conciencia de una comunidad con caracteres propios.

Agradecimientos

A la CIC-UMSNH (2009-2010) por el apoyo económico. A Jeanneth por su trabajo secretarial y en la redacción.

VII. Bibliografía

1. Tomori, O. (2002). "Yellow fever in Africa: public health impact and prospects for control in the 21st century". *Biomédica* (22), pp. 178-210.

2. Alvarez, V., Valdés, P., Vázquez, R., Delgado, H., García, I., Morier, D., Guzmán, T. (1998). "Normalización de la técnica de reducción de placas para diferencia una infección por dengue de una infección por fiebre amarilla". *Rev. Cubana Med Trop* (50)1pp. 77-81.

3. Rodrigues, C. A. (1999). "A cidade e a norte: a febre amárela e seu impacto sobre os costumes fúnebres no Rio de Janeiro (1849-50)". *Hist Cienc Saude Manguinhos* (6), pp. 53-80.

4. Almeida, M. (2000). "Combates sanitarios e embates científicos: Emilio Ribas e a febre amárela em Sao Paulo". *Hist Cienc Saude Manguinhos* (6), pp. 577-60.

5. Liceaga, E. (1989). "Etiología de la fiebre amarilla". *Salud Pública Mex* (31), pp.708-19.

6. Rigau-Perez, J.G. (1991). "Muerte por mosquito: la epidemia de fiebre amarilla en San Juan de Puerto Rico 1804-1805". *Bol Asoc Med PR* (83), pp. 58-60.

7. López, S. (1997). "La conquista de la fiebre amarilla por Carlos J. Finlay y Claudio Delgado". *Med Hist Barc (*69), pp. 5-28.

8. Finlay, C. (1992). "El mosquito hipotéticamente considerado como agente de transmisión de la fiebre amarilla". *Salud Pública Mex* (34), pp. 474-83.

9. Cueto, M. (1998). "Imágenes de la salud, la enfermedad y el desarrollo: fotografías de la Fundación Rockefeller en Latinoamérica". *Hist Cienc Saude Manguinhos* (5), pp. 679-704.

10. Velandia, M. P. (2004). "La fiebre amarilla y su control". *Biomédica* (24), pp. 5-6.

11. Torres, M. (1995) "La fiebre amarilla en México. Erradicación del *Aedes* aegypti". *Salud Pública Mex* (37), pp. 103-108.

12. Pruna, P. M. (1991). "La vacunación homeopática contra la fiebre amarilla en La Habana, 1855". *Asclepio* (43), pp. 59-68.

13. Novo, S. (1995). "Breve historia y antología sobre la fiebre amarilla". *Nuestro siglo. Salud Pública Mex.* (137), pp. 99-102.

14. López, E. (2002). "El campamento Lazear en el primer centenario de la confirmación de la doctrina Finlaísta". *Med Hist Barc* (2), pp. 1-15.

15. Mejía, R. (2004). "De ratones, vacunas y hombres: el programa de fiebre amarilla de la Fundación Rockefeller en Colombia, 1932-1948". *Dynamis* (24), pp. 119-55.

16. Pascual, A. (2000). "La ciudad ante el contagio: medidas políticas y administrativas dictadas en la epidemia de fiebre amarilla de 1804 en Alicante". *Asclepio* (54), pp. 125-53.

17. Valero, N. A. (2003). "A propósito de la fiebre amarilla en Venezuela". *Invest Clin* (44), pp. 269-271.

El Síndrome de Inmunodeficiencia Adquirida (SIDA): una enfermedad infecciosa que modificó el sentido de la moral sexual humana

Juan Manuel Sánchez-Yáñez

Contenido

Resumen

Las pandemias seleccionan, eliminan o reducen, drásticamente, la magnitud de la población humana mundial a través de la historia. Como resultado de este proceso, en lo social se generan nuevas conductas y formas de pensar en los individuos, principalmente, en la prevención de enfermedades asociadas con su comportamiento, y en especial cuando son incurables. Esto obliga a cambios en la estructura de la sociedad, desde sus inclinaciones políticas hasta su conducta moral. El propósito de esta breve revisión es mostrar la trascendencia del SIDA como una pandemia de finales del siglo XX y en el principio de un nuevo milenio.

Palabras clave: enfermedad, muerte, salud, virus, moral.

I. Introducción y antecedentes

El primer informe oficial sobre el SIDA, síndrome de inmunodeficiencia adquirida o virus de la inmunodeficiencia humana (VIH/SIDA), apareció en junio de 1981. "Al principio nadie imaginó el impacto negativo epidémico que actualmente tiene", señaló el director ejecutivo del Programa conjunto de las Naciones Unidas sobre el VIH/SIDA (Onusida) En 25 años se convirtió en una de las mayores pandemias de la historia humana, lo que prevalecerá por un tiempo sin definir. Se calcula que en el mundo existen más de 36 millones de infectados con el VIH. Se reportan 22 millones de muertos, a pesar del tratamiento con fármacos antirretrovirales, en especial en las naciones no desarrolladas. Solo en el año 2000, fallecieron en el mundo 3 millones de personas. Es la cantidad anual más alta desde que se declaró la pandemia. En ese año en el África subsahariana había 25.300.000 infectados. Al día de hoy, en este continente, el

SIDA ya causó 2.400.000 decesos, lo que la convierte en la causa principal de muerte en esa región (1, 3, 16, 25).

Sudáfrica es la nación con el mayor número de enfermos de SIDA del planeta: 4.700.000. Cada mes nacen en ese país 5.000 niños reportados seropositivos. En la XIII Conferencia Internacional sobre el SIDA, en Durban, África, el ex presidente sudafricano Nelson Mandela declaró: "Nos horrorizó descubrir que en nuestro país 1 de cada 2 jóvenes morirá de SIDA". Lo patético de esta infección viral es que es prevenible (2, 4, 15).

En investigaciones realizadas en seis ciudades de Estados Unidos, se reporta que un 12,3% de jóvenes homosexuales está infectado con el VIH, y solo el 29% de los seropositivos lo saben. Una epidemióloga que dirigió la investigación señaló: "Nos desalentó descubrir que un mínimo de personas supieran que lo son". Esto significa que los nuevos infectados transmiten el virus, sin ningún conocimiento, resultado de prejuicios e ignorancia que solo agravan esta contingencia sanitaria (5, 11, 21).

II. Marco de referencia

En 2001, en una reunión de especialistas de SIDA en Suiza, se informó que la enfermedad es "la pandemia más devastadora de la historia humana". En el corto plazo su avance es tan grave que en África subsahariana es un "apocalipsis contemporáneo". Según la comisión VIH/SIDA, en África se refleja la desesperación de la comunidad mundial a la situación de la epidemia, donde existen factores de diversa índole que influyen en la propagación del SIDA, lo que se agudiza con otros problemas sociales como la condición socioeconómica de los habitantes en los países de este continente (6, 13, 22), y otros factores principales como los aspectos que se tratan en los próximos puntos.

II.1. Moral

El contacto sexual es la principal vía de transmisión del VIH, por lo que la carencia de normas morales claras facilita su propagación, ya que la experiencia indica que no es práctico recomendar la abstinencia entre las personas no casadas, como tampoco advertir a los adolescentes el evitar las relaciones sexuales. No tuvo ni tiene impacto positivo en su conciencia, ya que diariamente son bombardeados con imágenes eróticas que los inducen a tener sexo sin responsabilidad. Una encuesta en EE.UU. informó que una tercera parte de los adolescentes entre 12 y 17 años tiene relaciones sexuales sin protección, lo que implica un alto riesgo de nuevos casos de SIDA, agudizado por el elevado índice de drogadicción en esa joven población (2, 8, 14).

En Johannesburgo, Sudáfrica, la violación es un problema nacional que supera cualquier otro peligro para las mujeres del país. Lo alarmante es que cada vez más niñas son víctimas de ese abominable acto. Algunos irresponsables creen el absurdo mito de "que un seropositivo que viola a una virgen se cura". Esto obliga a mejores programas de educación con leyes para la prevención y control de este tipo de problemas de salud ética y social vinculados con el SIDA (7, 18, 24).

II.2. Enfermedades de transmisión sexual (ETS)

El índice de ETS en África es alto. La *South African Medical Journal* (*Revista de Medicina de Sudáfrica*) publicó que "las ETS como sífilis, gonorrea y otras más duplican o hasta quintuplican el riesgo de infección de VIH". Las ETS son problemas importantes de salud pública en ese continente, en Asia y en Latinoamérica, dado que cada uno tiene costumbres, educación y prejuicios relacionados con el sexo y, en consecuencia, la prevención del SIDA en el mundo, aun entre los jóvenes de mediana edad con una profesión, es complicada (9, 16, 20).

II.3. Pobreza

El 50% de los países africanos, de Asia y de Latinoamérica sobreviven en la pobreza extrema, situación que favorece la propagación del SIDA, simplemente porque los artículos de primera necesidad en las naciones desarrolladas no están disponibles en el 60% de los países del Tercer Mundo. Existen comunidades en África, en Asia, y en el centro y sur de América que no disponen de lo mínimo básico para vivir, como electricidad ni agua potable, en especial las zonas rurales, que no tienen carreteras o que resultan insuficientes. En total, el 55% de la población mundial (niños, jóvenes y adultos en edad productiva) está desnutrida, con deficientes instalaciones médicas para enfrentar cualquier problema de salud o bien sin ningún tipo de instalación (9, 18).

El SIDA se reporta en un elevado porcentaje de trabajadores infectados que son pobres. Las empresas mineras africanas tienen un descenso en su producción y, para compensarlo, planean automatizar y mecanizar sus operaciones en una mina de platino. Se calcula que, en 2003, los casos de SIDA en los empleados se triplicaron, y los infectados aumentaron en un 26%, lo que ocasiona un elevado porcentaje de huérfanos. Estos niños, sin padres ni seguridad económica, soportan la discriminación de la sociedad, situación agravada porque los miembros de sus familias o la comunidad carecen de recursos económicos para ayudarlos. Además de que no los apoyan ni comprenden y, por sus prejuicios e ignorancia, los excluyen de la sociedad. Esos huérfanos no asisten a la escuela ni nadie los emplea, en consecuencia, algunos se prostituyen, lo que aumenta la probabilidad de la propagación del SIDA en la población de ese continente (11, 15).

Las naciones del Primer Mundo establecen programas oficiales y privados que no disminuyen la incidencia del SIDA, mientras que, en los subdesarrollados, el panorama no es mejor por el alto costo del tratamiento médico y la incapacidad económica de sus gobiernos para enfrentar esta pandemia (10, 19, 23).

II.4. Ignorancia

Un 40% de los individuos seropositivos desconocen que lo son; en contraste, otro grupo de la población en el mundo no se somete a la prueba del SIDA por prejuicios, según un informe de Onusida: "Las personas infectadas con el VIH, o las sospechosas de que lo están, son rechazadas en los centros de asistencia sanitaria, además se les niega vivienda y cualquier oportunidad de empleo, no tienen cobertura por las aseguradoras de vida, se les prohíbe la entrada a otros países, incluso en aquellos 'avanzados'. Existen reportes de que algunos infectados en naciones subdesarrolladas fueron asesinados al revelar su condición de enfermos de SIDA (5, 16).

II.5. Cultura

En numerosas sociedades africanas, a la mujer no se le permite preguntar a su pareja si le es fiel, tampoco a negarse a tener relaciones sexuales o sugerirle medidas de prevención, como el uso del preservativo, que evita las ETS. Tales costumbres de origen cultural reflejan la ignorancia y la discriminación a la mujer con una negación a la realidad del SIDA, incluso algunas personas en su falta de información lo atribuyen a la brujería y recurren a la ayuda de hechiceros para sanarse, lo que complica la posible prevención a corto, mediano y largo plazo de esta pandemia en el mundo (20, 25).

II.6. Servicios médicos insuficientes

En general, los ya limitados centros de salud en el mundo tienen sobrecupo o fondos financieros insuficientes para prevenir o tratar el SIDA. En los países pobres la situación de los enfermos es caótica, especialmente en los mayores hospitales de África, Asia y Latinoamérica, que reportan que un 55% de sus pacientes internos son seropositivos. El jefe médico de un hospital de KwaZulu-Natal, África, señaló "que sus habitaciones están ocupadas al 140% de su capacidad con esta clase de enfermos". En otros colocan dos en una cama o bien en el suelo. La tragedia que vive África será peor, pues estas son las primeras etapas de la pandemia. En junio de 2001, en la Asamblea General de las Naciones Unidas se estableció, por primera vez, discutir el VIH/SIDA con la siguiente duda: ¿tendrán éxito los esfuerzos de la humanidad para su prevención y control?, ¿cuándo en el mundo se detendrá el avance mortal de la pandemia? (30).

En los países africanos, asiáticos y latinoamericanos se niega o no se conoce la realidad de esta pandemia. Es un problema de salud que las personas evitan comentar y menos prevenir. En los últimos años, se ha propuesto alertar a la población con educación sexual, en especial a la juventud, mediante un diálogo directo sobre cuestiones de las ETS, pero sin un progreso efectivo, por las costumbres y los modos de vida profundamente arraigados en la sociedad de las naciones subdesarrolladas. Esta situación se agudiza por la ignorancia, producto de prejuicios machistas y de la doble moral que impide una solución a corto, mediano y largo plazo de la actual pandemia de SIDA (22, 24).

II.7. Situación económica

La comunidad científica reportó el VIH y descubrió nuevos fármacos que prolongan la vida de los enfermos de SIDA, como la eficaz combinación de un mínimo de tres antirretrovirales que funcionan con éxito en el control de la enfermedad. No la curan, pero sí reducen el índice de mortalidad de los pacientes. Una propuesta de los países del Primer Mundo es enviar a los países del Tercer Mundo fármacos de bajo costo porque, en general, el valor económico del tratamiento en los países pobres es demasiado alto. La pregunta es: ¿qué tiene más importancia: la vida humana o las ganancias por la venta de los fármacos del SIDA? (6, 11, 19). El director del programa brasileño sobre VIH/SIDA reconoció la gravedad de la situación: "No es posible aceptar que miles de enfermos se queden sin medicina para sobrevivir, solo porque una industria farmacéutica obtenga ganancias superiores a las normales", y agregó: "Es de vital importancia no anteponer intereses comerciales a problemas éticos y humanos". Al respecto, pocos países anulan el elevado precio de las patentes de la industria de antivirales para importar versiones genéricas de fármacos de mínimo costo, a pesar de que en esos países el precio es un 82% menor que en los EE.UU. Lo expuesto podría ser una esperanza de vida para los enfermos de SIDA en las naciones pobres, y que se espera que sea posible en un futuro cercano (5, 10).

III. Factores que obstruyen el tratamiento del Síndrome de Inmunodeficiencia Adquirida (SIDA)

Las industrias de los antivirales en naciones ricas generan fármacos contra el SIDA, a mínimo costo en comparación con los países del Tercer Mundo. Se espera que los enfermos en sitios se beneficien, aunque para ello es necesario eliminar obstáculos, como el elevado valor de producción de los fármacos contra el SIDA porque, en la actualidad, son demasiado costosos (19, 21). Otro problema es que la administración de los fármacos no es sencilla, deben ingerir diariamente un elevado número de pastillas a ciertas horas. Si se interrumpe el tratamiento, el VIH se vuelve tolerante a los fármacos y complica su posible control (10, 27, 32).

En África, la carencia de comida sana, de agua potable y de servicios médicos suficientes para los pacientes, aunado a la resistencia del VIH a los fármacos, hace que los enfermos cambien de medicamento, mientras que se requiere de personal experimentado para dar seguimiento a los pacientes y de análisis clínicos caros porque los fármacos les causan efectos secundarios indeseables (30, 35, 37).

En 2001, en la reunión sobre el SIDA de la Asamblea General de las Naciones Unidas, se propuso la creación de un fondo mundial de salud destinado a países pobres. Cálculos económicos indican que hacen falta entre 7.000 y 10.000 millones de dólares para una eficaz prevención del SIDA. La realidad es que el dinero promediado para el fondo está por debajo de lo que se requiere. La ciencia espera encontrar una vacuna que se evalúe en esos países y en algunos ricos, pero que no será aplicada ampliamente hasta que no haya años de experimentación con éxito, y antes de que sea adecuada y demuestre su inocuidad para países como Brasil, Tailandia y Uganda (1, 7, 11). Un ejemplo fue el éxito de un tratamiento en África, que redujo en un 50% el índice de mortalidad del SIDA con medicamentos de fabricación nacional. En Botsuana, pequeño país de ese continente con suficientes medios económicos, fue posible suministrar antirretrovirales a los pacientes, a la vez que se poseen instalaciones médicas para mejorar su calidad de vida (9,19).

IV. El virus del SIDA

Existe una importante controversia sobre el origen del SIDA. Se reporta que es causado por el llamado "VIH o virus de la inmunodeficiencia adquirida", entidad orgánica que contiene material genético con una cubierta protectora de proteína. Cuando este infecta una célula humana del sistema inmunológico (SI), su cubierta protectora se rompe y su ácido nucleico se incorpora en esa célula, a la que le da la instrucción de reproducir nuevos VIH. Un solo virus induce la multiplicación de millones de este retrovirus o virus de ARN, que tiene la capacidad de sintetizar una enzima que genera ADN a partir de ARN. El impacto del VIH en el SI es que ataca directamente a los linfocitos T, que constituyen el 70% de las células sanguíneas. Estas dejan su labor como células de defensa y solo replican el VIH. En consecuencia, el SI no funciona, el cuerpo humano queda sin defensa contra microorganismos patógenos. Para una persona infectada con el VIH, cualquier enfermedad viral, bacteriana, fúngica o causada por cualquier otro agente etiológico le ocasiona serios problemas de salud. La más leve gripe es de riesgo para su vida. Un problema en el control del SIDA es que existen personas que están infectadas, pero no muestran síntomas. Se dice que son seropositivas o VIH positivo y, cuando la enfermedad se manifiesta, se convierte en una persona con SIDA (2, 4). Para que ello suceda, podrían pasar años antes de que el VIH ataque al afectado. La única manera de detectar su presencia es mediante un análisis de sangre con la prueba de ELISA. Si un humano es VIH positivo y no se realiza la prueba, ignora que está infectado. Se calcula que un paciente con VIH tiene el potencial de contagiar a más de 500 personas, mediante una cadena de relaciones sexuales u otras vías conocidas para la enfermedad (11, 23, 31).

El VIH es mutable, su estructura genética cambia constantemente, por ello hasta el momento no existe una vacuna que lo evite, sí se tiene un cierto progreso porque se conoce su estructura y forma de acción. Actualmente, se desarrollaron antirretrovirales que retardan la aparición de los síntomas del SIDA y a la vez mejoran la calidad de vida de los pacientes. No obstante, los fármacos son caros, difíciles de aplicar y requieren una estrecha vigilancia de las autoridades sanitarias. Así, pocos enfermos de SIDA tienen acceso, y el VIH actúa rápidamente en el infectado con los conocidos síntomas del "complejo SIDA", que en realidad son varias enfermedades asociadas (1, 7, 12).

Existe controversia sobre el VIH, considerado responsable del SIDA. A partir de observaciones indirectas, esto ha provocado dudas de su existencia, aunque no se cuestiona que impide el funcionamiento del SI humano, o que sean una serie de enfermedades, sin contradecir las medidas establecidas para la prevención del SIDA en el mundo (20, 30, 40).

IV.1. Sintomatología del complejo SIDA

El paciente infectado con el VIH tiene los siguientes síntomas: pérdida inexplicable de peso; la aparición de manchas blancas y algodonosas en las mucosas de la boca, por *Cándida albicas*; fatiga extrema; debilidad; irritación de garganta; tos seca; resfriados frecuentes; fiebre; inflamación de ganglios del cuello, axilas e ingles; diarrea crónica; deterioro físico visible; problemas respiratorios; pérdida de la visión; confusión y lagunas mentales; complicaciones neurológicas por lesiones de las células cerebrales; y neumonía por *Pneumocystis carinii* que, con frecuencia, les causa la muerte, al igual que la incidencia de ciertos tipos de cáncer del tipo linfoma en la última etapa de la enfermedad, como el Sarcoma de Kaposi, con manchas oscuras en la piel, preámbulo del fallecimiento del enfermo (10, 13).

IV.2. Transmisión del virus del SIDA

El virus del SIDA se transmite por diversas vías dado que se ubica en los fluidos corporales de las personas infectadas: semen, sangre e, incluso, en la leche materna, de ahí que aquellas mujeres que no contagiaron a sus bebés en el útero durante el embarazo lo hacen en la lactancia (3, 9).

El VIH traspasa la barrera de piel y mucosas para llegar al sistema sanguíneo. Lo único que requiere es una ruptura microscópica, una herida, un raspón donde no haya piel, un pinchazo, una muela picada o un afta en la encía. El VIH entra por cualquier vía superficial o de mucosas, aunque se transmite principalmente por la sexual, durante la penetración vaginal o anal, cuando se causan pequeñas lesiones debidas al roce. Si quien realiza sexo oral tiene una mínima herida en la boca y la otra persona está infectada, eso será suficiente para un contagio, por eso el preservativo es una barrera física en la piel que evita la entrada del VIH. También previene contra otros microorganismos patógenos responsables de ETS. Existe la transmisión por transfusiones sanguíneas, de riesgo en gente que continuamente las necesita, como los hemofílicos o las víctimas de accidentes, de la misma manera que aquellas que se someten a intervenciones quirúrgicas mayores. Por estas razones la sangre que se dona se somete a la prueba de ELISA, para desechar la infectada con el VIH. Los utensilios de centros de belleza o peluquerías: navajas de peluquero, pinzas, tijeras, instrumentos de manicuría y pedicuría, agujas de acupuntura, entre otros (19, 22), deben esterilizarse antes de usarse, razón para que la gente lleve su propio equipo. Otros instrumentos que propagan el SIDA son las agujas de los drogadictos que se comparten, por eso este es grupo de alto riesgo. El Fondo de Población de las Naciones Unidas y otras agencias internacionales de salud calculan que en Argentina la mitad de los drogadictos intravenosos está infectada, y que es cuestión de tiempo para que otras personas se contagien si no se establecen urgentes medidas preventivas asociadas con la problemática de las drogas en el mundo. Una situación actual es que narcotraficantes emplean sangre infectada con el SIDA, para que con la droga se transmita la enfermedad y la pandemia sea de mayor importancia a nivel mundial (6, 12).

IV.3. Actividades de riesgo de contagio del SIDA

Los drogadictos intravenosos, los profesionales del sexo o las personas que se dedican a la prostitución, y sus clientes son algunos grupos de alto riesgo en la pandemia de SIDA, por los múltiples compañeros sexuales. Si los clientes se contagian, habrá una cadena de infección (17, 18). Esto explica por qué los individuos de vida sana se contagian, y contagian a sus esposos o esposas, los que a su vez llevan el VIH a sus casas. De esta forma un problema de salud se convirtió de una endemia en una autentica pandemia (4, 8, 13).

V. Conclusión

El SIDA es un conjunto de enfermedades que impiden el funcionamiento del sistema inmunológico humano. Ello ocasiona la susceptibilidad de la población a cualquier otro problema de salud. Solo se podrá prevenir con una educación integral de conciencia, en especial a quienes están en alto riesgo de contagio, sobre la base de una información de amplia cobertura en la sociedad del siglo XXI, a todo nivel y condición social, única alternativa para reducir la incidencia de casos de muerte por SIDA y del consecuente daño social, económico y moral en la comunidad humana.

Dedicatoria

A mis sobrinos: Melina*, Mario, Grecia, Daniela, Victoria, Diego Emilio, Diego Eduardo, Carlos, Maximiliano, Miguel Ángel, Hugo Arturo, Alberto, Alejandra, Juan, Pablo, E. Joesue, Michel, Talina y Rodrigo. A mis sobrinos nietos: Sofía, Alexis*, Valeria* y Ricardo. *RIP.

Agradecimientos

A Jeanneth Caicedo Rengifo por su apoyo en la corrección de la redacción de este trabajo, al proyecto 2.7 de la CIC-UMSNH (20010) por las facilidades.

VI. Bibliografía

1. Blower et ál. (2003). "Forecasting the future of HIV epidemic: the impact of the antiretroviral therapies and imperfect vaccines". *AIDS Reviews* (5), 1, pp. 13-125.

2. Abdool-Karim, Q., Chang, M.L, et ál. (2004). "Breaking new ground –are changes in immunization services needed for the introduction of future HIV/AIDS? Vaccines and other new vaccines targeted at adolescents". *Vaccine* (22), pp. 2822-2826.

3. Emini, E. y Koff, W. (2004). "Developing and AIDS vaccine: need, uncertainty, hope". *Science* (304), pp. 1913-1914.

4. Esparza, J. et ál. (2002). "Past, present and future of HIV vaccine trials in developing countries". *Vaccine* (20), pp. 1897-1898.

5. Largarde, E. et ál. (2003). "Acceptability of male circumcision as a tool for preventing HIV infection in a highly infected community in South Africa". *AIDS* (17), pp. 89-95.

6. Lamptey, P. (2002). "Reducing heterosexual transmission of HIV in poor countries". *British Medical Journal* (324), pp. 207-211.

7. Kober, K. y Van Damme, W. (2004). "Scaling up access to antiretroviral treatment in southern Africa: who will do the job?". *Lancet* (364), pp. 103-107.

8. Weiss, H. et ál. (2000). "Male circumcision and risk of HIV infection in Sub-Saharan Africa: A systematic review and Metanalysis". *AIDS* (14), pp. 2361-2370.

9. Chaisson, R. et ál. (1998). "Impact of opportunistic diseases on survival in patients with HIV infection". *AIDS* (12), pp. 29-33.

10. Cobert, E. et ál. (2002). "HIV/AIDS and the control of other infectious diseases in Africa". *Lancet* (359), pp. 2177-2187.

11. Felkin, D., Feldeman, C., Shuchat, A. et ál. (2004). "Global strategies to prevent bacterial pneumonia in adults with HIV disease". *The Lacent Infectious Diseases* (4), pp. 445-455.

12. Friedland, G. et ál. (2004). "Utility of tuberculosis directly observed therapy programs as sites for access to and provision of antiretroviral therapy in resource-limited countries". *Clinical Infectious Diseases* (38), pp. 421-428.

13. Holmes, C. et ál. (2003). "Review of human immunodeficiency virus type 1-related opportunistic infections in sub-Saharan Africa". *Clinical Infectious Diseases* (36), pp. 652-662.

14. Martens, G. (2002). "Opportunistic infections associated with HIV infections in Africa. *Oral Diseases* (8) Suppl 2.

15. Rocksrtroh, J. y Spengler, U. (2004). "HIV and hepatitis C virus co-infection". *Lancet Infectious Diseases* (4), pp. 437-444.

16. Thio, C. (2003). "Treatment of chronic hepatitis B in the HIV-infected patients". *Hopkins HIV Reports* (15), pp. 9.

17. Cooper, D. y A., Lange, J. M. (2004). "Peptide inhibitors of virus-cell fusion: enfuvirtide as a case study in clinical discovery and development". *Lancet Infectious Diseases* (4), pp. 426-436.

18. Farmer, P. et ál. (2001). "Community-based approaches to HIV treatment in resource-poor settings". *Lancet* (358), pp. 404-409.

19. Fawzi, W. et ál. (2004). "A randomized trial of multivitamin supplements and HIV disease progression and mortality". *New England Journal of Medicine* (351), pp. 23-32.

20. Harries, A. et ál. (2002). "Highly active antiretroviral therapy and tuberculosis control in Africa : synergies and potential". *Bulletin of the World Health Organization* (80), pp. 464-470.

21. Kumarasamy, N. et ál. (2002). "Monitoring HIV treatment in the developing world". *Lancet Infectious Diseases* (2), pp. 656-657.

22. Rosenfield, A. y Yanda, K. (2002). "AIDS treatments and maternal mortality in resource-poor countries". *Journal of the American Medical Women's Association* (57), pp. 167-168.

23. Dallabetta, G. y Feinberg, M. (2001). "Efforts to control sexually transmitted diseases as a means to limit HIV transmission: Pros and cons." *Current Infectious Diseases Report* (3), pp. 162-168.

24. Ghys, P. et ál. (2001). "Effect of interventions to control sexually transmitted disease on the incidence of HIV infection in female sex workers". *AIDS* (15), pp.1421-1431.

25. Lynn, W. y Lightman, S. (2004). "Syphilis and HIV dangerous combination". *Lancet Infectious Diseases* (4), pp. 456-466.

HELICOBACTER PYLORI:
BACTERIA QUE CAUSA ÚLCERA
Y CÁNCER DE ESTÓMAGO

Juan Manuel Sánchez-Yáñez y
Martha Mendoza Velasco

CONTENIDO

RESUMEN

La vida moderna con su complejidad y presiones de competencia a todo nivel contribuye a la incidencia de enfermedades gastrointestinales (EG) en humanos del tipo de: úlcera, gastritis, colitis o una combinación de las tres y, eventualmente, al cáncer de estómago y duodeno. Antes se creía que esta clase de problemas de salud eran fisiológicos, solo relacionados con una dieta inadecuada, vida sedentaria y falta de ejercicio.

Actualmente, se reconoce que *H. pylori,* es un género bacteriano responsable de estas EG. El objetivo de este breve ensayo es señalar la importancia de *H. pylori* en la calidad de la vida humana, en un mundo cada vez más complicado y competitivo, resultado del "progreso" de la sociedad moderna.

Palabras clave: enfermedades gastrointestinales, salud, dieta.

I. Introducción

Un análisis microbiológico realizado recientemente en la mitad de la población humana mundial reportó que su sistema digestivo está colonizado con el agente etiológico de gastritis, úlcera y cáncer de estómago o duodeno (1, 3), principalmente en personas que consumen alimentos condimentados o picantes, a la par de que llevan una vida bajo estrés y falta de actividad física. Por su importancia en la vida humana moderna, es indispensable que en salud pública se establezcan programas de prevención y tratamiento de esas EG, basados en una dieta sana, ejercicio regular y, en el caso de los enfermos, con terapia de antibióticos supervisados por médicos para no agravar su situación de enfermedad (2, 6).

II. Antecedentes

El género bacteriano *H. pylori* es una de las principales causantes de la gastritis, de morfología similar a *Campylobacter jeyuni* (4, 5), pero diferente en el perfil bioquímico: *H. pylori* es positiva a la síntesis de ureasa, contraria a *C. jeyuni* que es negativa. Este género y especie puede ser un factor de riesgo de úlcera péptica y carcinoma gástrico. Produce amoníaco a partir de la urea, en conjunto con una respuesta inflamatoria del estómago, y provoca lesiones en la mucosa gástrica con la consecuente úlcera, cáncer de estómago y duodeno. Su modo de transmisión comúnmente es fecal-oral, lo que significa la falta de higiene personal, al igual que en la preparación de alimentos y bebidas; por esa razón *H. pylori* solo se aísla de heces humanas y no tiene ningún tipo de reservorios (7, 21, 24), al contrario de Campylobacter, que es Gram Negativa. *H. pylori* es un factor clave asociado con la úlcera estomacal.

III. Mecanismo de *Helicobacter pylori* para causar úlcera

La especie *pylori* del género *Helicobacter* tiene una proteína llamada VACA, que está implicada en la formación de la úlcera estomacal. Este es un polímero que actúa como receptor en el reconocimiento de los sitios de unión, con células epiteliales del estómago humano (8, 23, 25). De ahí la importancia de conocer la interacción VACA de *H. pylori* con el receptor de células gástricas, lo que se podría usar en el diseño de una vacuna en la prevención de su acción patogénica en humanos (58, 60). En general, se reporta que ciertos individuos tienen variantes naturales en sus células epiteliales para la unión con VACA, tal información hará posible pronosticar que ciertas personas tienen mayor riesgo de padecer algún tipo de EG provocada por *H. pylori* (9, 26, 27).

IV. La formación de una úlcera

En principio este proceso patológico puede ser de origen bacteriano, que se cura con dos semanas rigurosas de tratamiento con antibióticos (53, 56). No obstante, aunque la mitad de la población mundial está colonizada con *H. pylori*, solo una pequeña fracción desarrolla úlcera o cáncer de estómago (11, 12, 28). La investigación al respecto supone que la sensibilidad entre las personas se produce, en principio, debido a los cambios genéticos en la virulencia del *H. pylori,* que coloniza el tubo digestivo de cada persona (10, 29, 31). La otra posible fuente de variabilidad son los genes de virulencia de la bacteria en individuos susceptibles que desarrollan úlcera y cáncer estomacal, lo que se explica por la forma en que *H. pylori* coloniza el aparato digestivo humano (52, 57), ya que los receptores de VACA en las células epiteliales del estómago permiten el ataque de la bacteria a la mucosa gástrica (13, 30, 32). La unión de VACA con su receptor en las células epiteliales del estómago de las personas activa una cascada bioquímica que provoca que esas células se desprendan de la mucosa gástrica (14, 33, 35), así se expone el frágil tejido interior del estómago a la acción corrosiva del ácido clorhídrico, origen de la formación de una úlcera (15, 37, 40).

Una de las preguntas más importantes en este proceso infeccioso es: ¿por qué no todos los seres humanos colonizados por *H. pylori* desarrollan una úlcera estomacal? Una posible respuesta indica que son varios los factores involucrados en esta situación patogénica, por ejemplo, la variabilidad del gen que sintetiza la proteína VACA en *H. pylori* (16, 34, 36). Mientras que ciertos individuos tienen células epiteliales en el estómago, donde existen los sitios de reconocimiento de naturaleza proteica, que son más activos para unirse a VACA, en algunas personas, pero no en otras (61, 59). Además, interviene la variedad de *H. pylori* que coloniza el estómago y que tiene una variante activa de VACA, conocida como S2, la cual es más común en personas con úlcera estomacal que en aquellas que solo padecen gastritis (17, 38, 41).

V. Variación genética hospedero/huésped

El otro factor involucrado en el cáncer estomacal, que contribuye a la diferencia entre los enfermos de gastritis y los tolerantes a la úlcera estomacal, está relacionado con *H. pylori* y las modificaciones en los sitios de reconocimiento de las células epiteliales del estómago, entre las personas y el receptor de VACA, llamado *Ptprz,* que no se reporta en las células del estómago, lo que facilita el ataque de *H. pylori* (18, 42, 44). Existe una molécula en los individuos que influye en la formación de la úlcera: la pleiotropina, que modula la fisiología de la mucosa gástrica (19, 43, 45). Cuando este compuesto se administra en dosis elevadas, causa los signos de úlcera en personas con distinta susceptibilidad al ataque de *H. pylori,* mientras que la variabilidad natural humana de este gen responsable de la existencia del receptor de VACA y de la pleiotropina o ambas (20, 46, 48). Estos son el origen de los determinantes de la úlcera en el estómago humano, asociados con la virulencia de *H. pylori*. El conocimiento de este proceso puede contribuir al desarrollo de una vacuna en la prevención del daño a la mucosa gástrica. Una posibilidad obvia es generar anticuerpos contra VACA (49, 50, 62). El descubrimiento de los receptores de esta proteína en las células epiteliales del estómago humano facilitará la identificación de aquellas personas infectadas con *H. pylori* que tienen el mayor riesgo de desarrollar cáncer en el estómago y las estrategias más adecuadas en salud pública para prevenirlo (51, 54).

VI. Conclusión

H. pylori es responsable de problemas comunes en salud pública: gastritis, úlcera y cáncer estomacal. Este último es de los pocos tipos de cáncer que se evitan y controlan con antibióticos. Son necesarias las políticas públicas sanitarias que prevengan inadecuados hábitos en la alimentación y la falta de ejercicio regular, para que haya un futuro de calidad de vida en la sociedad, en especial en los países en vías de desarrollo.

Agradecimientos

Al proyecto 2.7 de la CIC-UMSNH (2010) por las facilidades para su publicación y a Jeanneth Caicedo Rengifo por su apoyo en la escritura y corrección.

VII. Bibliografía

1. Alarcón, T., Vega, A.E., Domingo, D., Martínez, M. J. y López-Brea, M. (2003). "Clarithromycin resistance among *Helicobacter pylori* strains isolated from children: Prevalence and study of mechanism of resistance by PCR-Restriction Fragment Length Polymorphism Analysis". *J. Clin. Microbiol.* (41), pp. 486-488.

2. De Francesco et ál. *(*2006). "Clarithromycin-resistant genotypes and eradication of *Helicobacter pylori*". *Ann. Intern. Med.* (144), pp. 94-100.

3. Ernst, P.B. et ál. (2006). "The Translation of *Helicobacter pylori*. Basic Research to Patient Care". *Gastroenterology* (130), pp. 188–206.

4. Fritz et ál. (2006). "Incidence of *Helicobacter felis* and the effect of confection with *Helicobacter pylori* on the gastric mucosa in the African population". *J Clin Microbiol* (44), pp. 1692–1696.

5. Hocker, M. y Hohenberger, P. (2003). "*Helicobacter pylori* virulence factors one part of a big picture". *Lancet* (362), pp. 1231-1233.

6. Haggerty, T.D., Perry, S., Sánchez L., Pérez-Pérez G. y Parsonnet, J. (2005). "Significance of transiently positive Enzyme-Linked Immunosorbent Assay results in detection of *Helicobacter pylori* in stool samples from children". *J. Clin Microbiol* (43), pp. 2220-2223.

7. Hsu, P. et ál. (2007). "*Helicobacter pylori* Infection and the Risk of Gastric Malignancy". *Am J Gastroenterol* (102), pp. 1-6.

8. Lahaie, R.G. y Gaudreau, C. (2000). "*Helicobacter pylori* antibiotic resistance: trends over time". *Canadian Journal of Gastroenterology* (14), pp. 895-899.

9. Jung et ál. (2006). "The complete genome sequence of a chronic atrophic gastritis *Helicobacter pylori* strain: Evolution during disease progression". *PNAS* (103), pp. 9999-10004.

10. Manes, G., Balzano, A., Iaquinto, G. et ál. (2001). "Accuracy of the stool antigen test in the diagnosis of *Helicobacter pylori* infection before treatment and in patients on omeprazole therapy". *Alimentary Pharmacology and Therapeutics* (15), pp. 73–79.

11. McManus, T. J. (2000). "*Helicobacter pylori*: an emerging infectious disease". *Nurse Practitioner* (25), pp. 42–46.

12. Nakajima, S. et ál. (2006). "Effect of the Folk Remedy, Bainiku-Ekisu, a concentrate of Prunus mume Juice on *Helicobacter pylori* infection in humans". *Helicobacter* 11), pp. 589–591.

13. Suerbaum, S. and Michetti, P. (2002). "*Helicobacter pylori* infection". *N. Engl. J. Med.* (347), pp. 1175-1186.

14. Solnick, J. V., et ál. (2006). "Acquisition of *Helicobacter pylori* infection in Rhesus macaques is most consistent with oral-oral transmission". *J Clin Microbiol* (44), pp. 3799-3803.

15. Vaira, D., Holton, J., Menegatti, M. et ál. (2000). "Review article: invasive and noninvasive tests for *Helicobacter pylori* infection". *Alimentary Pharmacology and Therapeutics* (214), pp. 13-22.

16. Vakil, N. (2006). "*Helicobacter pylori* Treatment: A Practical Approach". *Am. J. Gastroenterol* (101), pp. 497-499.

17. Yamanishiet ál. (2006) "Implications for induction of autoimmunity via activation of B-1 cells by *Helicobacter pylori* urease". *Infect Immun* (74), pp. 248-256

18. Yilmaz, T. (2006). "*Helicobacter pylori*: A possible association with otitis media with effusion". *Head Neck Surg* (134), pp. 772-777.

19. De Vries et ál. (2007). "The detection, surveillance and treatment of premalignant gastric lesions related to *Helicobacter pylori* infection". *Helicobacter* (12), pp. 1–15.

20. Van den Bulck, M. (2005). "In vitro antimicrobial susceptibility testing of *Helicobacter felis, H. bizzozeronii* and *H. salomonis*". *Antimicrob Agents Chemother* (49), pp. 2997-3000.

21. Hussain, M.A. et ál. (2004). "Implications of molecular genotyping of *Helicobacter pylori* isolates from different human populations by genomic fingerprinting of Enterobacterial repetitive intergenic consensus regions for strains identifications geographic evolution". *J Clin Microbiol* (42), pp. 2372-2378.

22. Konno et ál. (2005). "Five-year follow-up study of mother-to child transmission of *Helicobacter pylori* infection detected by a random amplified polymorphic DNA fingerprinting method". *J. Clin Microbiol* (43), pp. 2246.

23. Olczak, A. A. et ál. (2003). "Helicobacter pylori antioxidant activities with host colonization proficiency". *Infect Immun* (71), pp. 580-583.

24. Prouzet-Mauleon, V. et ál. *(2005)*. "Pathogen evolution in vivo: genome dynamics of two isolates obtained 9 years apart from a duodenal ulcer patient infected with a single *Helicobacter pylori* strain". *J Clin Microbiol* (43), pp. 4237-4241.

25. Collado, M.C. et ál. *(2005)*. "Antimicrobial peptides are among the antagonistic metabolites produced bya Bifidobacterium against *Helicobacter pylori*". *Intern J. Antomicrob Agents* (25), pp. 385-391.

26. Lui, S.Y. et ál. *(2003)*. "Metronidazole-resistant *Helicobacter pylori* more prevalent in patients with nonnuclear dyspepsia than in peptic ulcer patients in a multiethnic Asian population". *J. Clin Microbiol* (41), pp. 5011-5014.

27. Graham, D.Y. et ál. *(2004)*. "Challenge model for *Helicobacter pylori* infection in human volunteers". *Gut* (53), pp. 1235-1243.

28. Boxeda et ál. *(2002)*. "Efficacy of quadruple therapy with pantoprazole, bismuth, tetracycline and metronidazole as rescue treatment for *Helicobacter pylori* infection". *Aliment Pharmacol Ther.* (16), pp. 1457-1460.

29. Aspholm-Hurtig, M. et ál. *(2004)*. "Functional adaptation of BabA, the *Helicobacter pylori* ABO blood group antigen binding adhesion". *Science* (305), pp. 519-522.

30. Khan, R. et ál. *(2004)*. "T2182C mutation in 23S rRNA is associated with clarithromycin resistance in *Helicobacter pylori* isolates obtained in Bangladesh". *Antimicrob Agents Chemother* (48), pp. 3567-3569.

31. Zhang, E. et ál. *(2005)*. "Efficacy of Cranberry Juice on *Helicobacter pylori*-Controlled Trial". *Helicobacter* (10), pp. 139-145.

32. Sari, Y.S. et ál (2008). "*Helicobacter pylori*: Treatment for the patient only or the whole family?" *World J Gastroenterol* (14), pp. 1244-1247.

33. Harper, C.G. et ál. *(2002)*. *"Helicobacter cetorum sp. nov.*, a urease-positive Helicobacter species isolated from dolphins and whales". *J. Clin. Microbiol.* (40), pp. 4536-4543.

34. Domingo, D. et ál. *(2007)*. "Factores microbiológicos que afectan a la erradicación de *Helicobacter pylori* en población adulta y pediátrica". *Enferm. Infecc. Microbiol. Clin.* (20), pp. 431-1.

35. Fontana, C. et ál. *(2002)*. "New site of modification of 23S rRNA associated with clarithromycin resistance of *Helicobacter pylori* clinical isolates". *Antimicrob. Agents Chemother* (46), pp. 3765-3769.

36. He et ál. *(2002)*. "Real-Time quantitative PCR for detection of *Helicobacter pylori*". *J Clin Microbiol* (40), pp. 3720-3728.

37. Mendoza-Ibarra, S. et ál. *(2007)*. "Utility of diagnostic tests for detection of *Helicobacter pylori* in children in northeastern Mexico". *Pediatrics International* (49), pp. 869-874.

38. Yanai, A. et ál. *(2007)*. "Clinical relevance of *Helicobacter pylori* sabA genotype in Japanese clinical isolates". *J Gastroenterol Hepatol* (22), pp. 2208-2232.

39. Lawson, A.J. et ál. *(2005)*. "Real-time PCR detection and frequency of 16S rDNA mutations associated with resistance and reduced susceptibility to tetracycline in *Helicobacter pylori* from England and Wales". *J Antimicrob Chemother* (56), pp. 282-286.

40. Van den Bulck et ál. *(2005)*. "In vitro antimicrobial susceptibility testing of *Helicobacter felis*, *H. bizzozeronii* and *H. salomonis*". *Antimicrob Agents Chemother* (49), pp. 2997-3000.

41. Reyes-León, A. et. ál. *(2007)*. "Heterogeneity in the activity of Mexican *Helicobacter pylori* strains in gastric epithe-

lial cells and its association with diversity in the cagA gene". *Infect Immun* (75), pp.3445-3454.

42. Pérez-Pérez, G.I. et ál. *(2003)*. "Transient and Persistent *Helicobacter pylori* Colonization in Native American Children". *J Clin Microbiol* (41), pp. 2401-2407.

43. Lottspeich, C. et ál. *(2007)*. "Evaluation of the novel *Helicobacter pylori* ClariRes Real-Time PCR assay for detection and Clarithromycin susceptibility testing of H. pylori in stool specimens from symptomatic children". *J. Clin Microbiol*(45), pp. 1718-1722.

44. Megraud, F. et ál. *(2007)*. "*Helicobacter pylori* detection and antimicrobial susceptibility testing". *Clin Microbiol Rev.* (20), pp. 280-322.

45. Kim, J.M. et ál. *(2004)*. "Distribution of antibiotic MICs for *Helicobacter pylori* strains over a 16-year period in patients from Seoul, South Korea". *Antimicrob Agents Chemother* (48), 4843-4847.

46. Thompson, L.J. t ál. *(2004)*. "Chronic *Helicobacter pylori* with Sydney strain 1 and a newly identified mouse-adapted strain (Sydney strain 2000) in C57BL/6 and BALB/c mice". *Infect Immun* (72), 4668-4679.

47. Solnick, J.V. et ál. *(2006)*. "Acquisition of *Helicobacter pylori* infection in Rhesus Macaques is most consistent with oral-oral transmission". *J Clin Microbiol* (44), pp. 3799-3803.

48. Lai, Y.C. et ál. *(2003)*. "Density of *Helicobacter pylori* may affect the efficacy of eradication therapy and ulcer healing in patients with active duodenal ulcers". *World J Gastroenterol* (9), pp. 1537-1540.

49. Cole, R. et ál. *(2004)* "Characterization of monospecies biofilm formation by *Helicobacter pylori*". *J. Bacteriol* (186), pp. 3124-3132.

50. Raghunath, A. et ál. *(2003)*. "Prevalence of *Helicobacter pylori* in patients with gastro-oesophageal reflux disease: systematic review". *British Medical Journal* (326), pp. 737-743.

51. Xu, C. et ál. *(2005)*. "Construction of a recombinant attenuated Salmonella typhimurium DNA vaccine carrying *Helicobacter pylori* hpaA". *World J Gastroenterol* (11), pp. 114-117.

52. Manes, G. et ál. *(2003)*. "*Helicobacter pylori* and pancreatic disease". *J Páncreas* (online) (4), pp. 111-116.

53. Aydemir, S. et ál. *(2005)*. "*Helicobacter pylori* infection in hemodialysis patients: Susceptibility to amoxicillin and clarithromycin". *World J Gastroenterol* (11), pp. 842-845.

54. Azevedo et ál. (2004). "Nutrient Shock and incubation atmosphere influence recovery of culturable *Helicobacter pylori* from water". *Appl Environ Microbiol.* (70), pp. 490-493.

55. Fontana et ál. *(2003)*. "Detection of clarithromycin-resistant *Helicobacter pylori* in stool samples". *J Clin Microbiol* (41), 3636-3640.

56. Salomaa-Rasanen, A. et ál. *(2005)*. "Accuracy of *Helicobacter pylori* antibody assays for adults, with special emphasis on atrophic gastritis". *Clin Diag Lab Immunol* (11), pp. 1185-1188.

57. Priestnall, S.L. et ál. *(2004)*. "Evaluation of *Helicobacter heilmannii* subtypes in the gastric mucosas of cats and dogs". *J Clin Microbiol* (42), pp. 2144-2151.

58. Lee, J.H. et ál. *(2005)*. "Impact of clarithromycin resistance on erradication of *Helicobacter pylori* in infected adults". *Antimicrob Agents Chemother* (49), pp.1600-1603.

59. Kivi, M. et ál. *(2003)*. "Concordance of *Helicobacter pylori* strains within families". *J Clin Microbiol* (41), pp. 5604-5608.

60. Baysoy et ál. *(*2004). "Gastric histopathology, iron status and iron deficiency anemia in children with *Helicobacter* infection". *J Ped Gastroent Nutr.* (38), pp. 146-151.

61. Oliveira, A.G. et ál. *(*2004). "*Helicobacter* species in the intestinal mucosa of patients with ulcerative colitis". *J. Clin Microbiol* (42), pp. 284-286.

62. Cremonini, F. et ál. *(*2002). "Effect of different probiotics preparations on Anti-*Helicobacter pylori* therapy-related side effects: A parallel group, triple blind placebo-controlled study". *Am J Gastroenterol* (97), pp. 2744-2749.

El mosquito: un insecto vector de enfermedades infecciosas y el progreso humano

*Juan Manuel Sánchez-Yáñez y
Rodolfo Farías Rodríguez*

Contenido

Resumen

Los mosquitos, vectores de enfermedades infecciosas, han sido un problema de salud pública mundial. Insectos inevitables en la historia de la humanidad, hoy causan un impacto negativo en la calidad de vida y económica de la sociedad actual. El objetivo de este breve ensayo es mostrar la importancia de este insecto a través de la historia humana. Para ello se analizan algunos aspectos relacionados con la interacción de esta clase de insectos con distintos grupos de la sociedad a lo largo de la historia humana.

Palabras clave: insecto, vector, enfermedad, progreso, desastre.

I. Introducción

En el mundo no existe nadie sin la experiencia de la picadura de un mosquito, lo mismo en Londres que en Kuala Lumpur, Angola, Caracas o México. El ataque de este aparente y frágil insecto de medio centímetro de longitud es común cuando inyecta su fino aguijón en mamíferos. Es un verdadero vampiro, que se alimenta de sangre para reproducirse (6, 7). De los 2.700 géneros de mosquitos, solo 2 o 3 pican al hombre en el día, otros al atardecer o en la noche (8, 9).

El insecto tiene prolongaciones sensitivas al calor y gases inherentes al cuerpo humano en sus alas, en las patas y en las antenas que apuntan en toda dirección. Vuela con tal agilidad que es capaz de revolotear, trazar giros, acelerar o disminuir su velocidad en el aire. Escapa de las manos si se intenta aplastarlo e, incluso, vuela cabeza abajo o lateralmente. Algunos mosquitos lo hacen en la lluvia, esquivan gotas y llegan a su destino secos (5, 10). Al volar para alimentarse de sangre, la hembra bate las alas de 250 a 600 veces por segundo; esto depende de la especie y, en menor grado, de la velocidad. El insecto logra este rápido aletear por los músculos de sus alas, en la parte media de su cuerpo, que se contraen y se extienden a increíble rapidez. El mosquito está habituado a picar de noche, aunque no ve en la oscuridad; se guía por los órganos sensoriales de sus antenas y los tres pares de patas que detectan humanos, a partir del anhídrido carbónico que exhalan. Así localiza el sitio donde dormimos y vuela en zigzag a centímetros de su objetivo con ese molesto y típico zumbido (13, 14). Al revolotear en círculos, determina si su objetivo es adecuado, por la información de sus órganos sensoriales. La relación del insecto con el humano depende de los productos excretados por la piel humana, como el sudor y el dióxido de carbono derivado de la respiración, que atrae al mosquito y que le permite ubicar la posición de una persona de la que tomará sangre para alimentarse y reproducirse (19, 20).

II. Antecedentes

Los mosquitos son ligeros; cierta especie se posa en una telaraña, sin que la araña lo perciba, por eso la persona no siente cuando la trompa del insecto perfora su piel. La trompa tiene seis agudos estiletes, más finos que un cabello; dos tubos; un canal de alimentación y un ducto salivar rodeados por dos mandíbulas; además, dos navajas en las maxilas; una vaina, que en forma de canal envuelve y protege los seis estiletes en su longitud; y una abrazadera unida a la vaina que, en el extremo de la trompa, sujeta los seis estiletes como un solo haz (1, 4).

El mosquito clava los seis estiletes a la vez en la piel de quien se alimenta, hasta una profundidad igual a la de un pelo de la barba humana. En su segundo día de crecimiento, para alcanzar la apretada red de vasos capilares, si el mosquito los perfora, habrá un chorro equivalente al de un pozo de petróleo. Con un minuto absorbe una comida completa de esa interrumpida corriente. Antes de que el mosquito chupe sangre, inyecta saliva por el más delgado de los dos tubos de la trompa en la piel, la que se mezcla con la sangre y evita su coagulación al entrar en el canal de alimentación. Con el anticoagulante chupa sangre hasta llenar su estómago, lo que equivale de 15 a 20 comidas o el volumen de una sola gota de sangre. Después de cada picadura queda un residuo de saliva que irrita y causa una roncha con comezón. A partir de entonces la hembra del mosquito descansa por el peso de la sangre, se posa sobre una pared o una hoja durante los días que siguen y usa la sangre humana o de otro mamífero para poner centenares de huevos. Antes de que la hembra haya ingerido su primera ración de sangre, se aparea, atrae al macho con el zumbido, lo que será suficiente para las cuatro o cinco posturas de huevecillos, durante uno o dos meses de su vida. Al poner los huevos, la hembra los fertiliza con el semen del macho, de ahí la explosiva proliferación de mosquitos en esos meses del año, en especial en la temporada de lluvias (10, 18).

El ciclo de vida del mosquito está formado por: huevo, larva ninfa y adulto. Estos huevecillos necesitan agua para madurar, aunque existen los que lo hacen a pocos días de puestos. Algunos, luego de un invierno en congelación, se secan, y aquellos depositados por millones emergen después de que haya una inundación y sobreviven hasta por cinco años en suelo seco. Luego, con elevada humedad durante las lluvias, los huevos generan mosquitos en abundancia y frecuentemente pican a la población humana expuesta, (12, 13) para causar epidemias de enfermedades infecciosas (EI).

III. Los mosquitos: diversidad en la naturaleza

La hembra ninfa de algunos géneros de mosquitos no busca sangre de mamíferos como la humana, prefiere la del elefante o la del ratón. Existe una que solo pica tortugas a través de su caparazón. En África vive un género que, en exclusiva, consume miel de una hormiga (7, 9). En general, el macho del mosquito se alimenta de néctar de flores y tiene un papel clave en la polinización de plantas (11).

Los principales géneros de mosquitos vectores (MV) se alimentan de sangre humana. En la Antigua Grecia, fueron tan difíciles de controlar que causaron la evacuación de grandes ciudades (3, 6). En Alaska empujaron a los exploradores a los límites de la locura y el suicidio. En el verano de 1858, en Atlantic City, EE.UU., los turistas los llamaban "el terror de Jersey", ya que obligaban a los habitantes a ocupar por la fuerza trenes o al soborno de los conductores para huir de ahí (8, 18).

IV. Los mosquitos: transportan y transmiten enfermedades infecciosas

Por siglos algunos géneros de MV han sido transmisores de EI, como el paludismo, que fue clave en el desarrollo socio-político del mundo y lo sigue siendo. Mientras que la fiebre amarilla tuvo un crucial impacto en la fundación de Haití, en 1802, cuando Francia envió a 33.000 soldados a la conquista de esa isla del Caribe y aseguró su dominio, desde ahí hasta el valle del Misisipi en los EE.UU. Los MV evitaron a los franceses lograr ese objetivo, al provocar epidemias que los aniquilaron. Un destino similar tuvo una invasión de soldados ingleses, lo que obligó a Francia vender a Luisiana a los EE.UU., que la compró por un mínimo valor, y la historia de América cambió.

En la actualidad las EI transmitidas por MV causan epidemias en África, Asia y América Tropical; ahí donde la morbilidad y la mortalidad reducen la actividad económica y la fuerza laboral de la población. Los MV son, en parte, responsables de la pobreza y del atraso de esas zonas del planeta (3, 7).

La filariasis, el dengue clásico (DC) y el hemorrágico (DH) son EI no mortales, pero sí graves problemas de salud en el trópico. Según informes de la Organización Mundial de la Salud (OMS), las posibles soluciones en su control son la educación sanitaria básica y las políticas públicas de prevención. En países desarrollados, como los EE.UU. y algunos de Europa, la erradicación de DC y DH es posible, porque son una prioridad de los gobiernos. En contraste, en las naciones pobres o subdesarrolladas, sin las capacidades económicas ni la conciencia civil suficiente para evitarlas, afectan anualmente a más de 150 millones de personas. Solo en África muere un millón de niños. Esto limita más su fuerza laboral, situación que agudiza la miseria y la pobreza extrema (8, 14).

Los MV también transmiten la encefalitis, que mata o incapacita por lesiones cerebrales permanentes a los enfermos en países pobres del mundo (4, 11). Mientras que las aves, como el cardenal y la alondra, comunes en los prados urbanos, son reservorios de ciertas EI transmitidas a humanos por un MV hematófago. Esto conlleva el riesgo latente de epidemia en la población rural y urbana, en especial en los niños, que son los más susceptibles, al igual que en pacientes con enfermedades crónico-degenerativas y en ancianos (10, 20).

En el siglo XXI, por el cambio climático en el invierno, es posible que alguien se contagie de encefalitis por las intensas lluvias causadas por huracanes. Existen continuas inundaciones y, en esas circunstancias, los MV se reproducen y aumentan la probabilidad de la diseminación de esta o cualquier otra EI (1, 15). La mejor manera de protegerse contra las EI transmitidas por MV son los repelentes de piel que trastornan sus órganos sensoriales y les impiden picar, o bien, la ropa clara que los aleja, así como la instalación de telas de alambre en puertas y ventanas, mientras que es obligatorio eliminar en la casa los sitios de cría de los MV. Por ello se debe evitar la acumulación de agua en: latas, floreros, botes de pintura o llantas, objetos que facilitan la proliferación de MV en pocos días. Para un mínimo riesgo de la diseminación de esta u otra

EI se requiere de una acción coordinada en la prevención de la sociedad en su conjunto: políticos, ambientalistas, promotores de salud, médicos, agricultores, biólogos, desatar, etc., para disminuir la morbilidad y mortalidad de las EI, que afectan la calidad de vida de la población e impiden su progreso (5, 13).

V. La prevención de las enfermedades infecciosas transmitidas por mosquitos

Las políticas públicas de salud de los gobiernos en el mundo deben establecer medidas indispensables para evitar las EI transmitidas por MV, ya que estas limitan el desarrollo de los países del Tercer Mundo. Esos gobiernos deben invertir en programas intensivos de prevención que aseguren una población sana, así como en el apoyo de una educación formal e informal a favor de la salud, desde la niñez hasta la madurez física y emocional (7, 17).

VI. Conclusión

Las enfermedades infecciosas trasmitidas por los mosquitos, desde el pasado hasta la actualidad, causan el retraso social, cultural y político de los países en vías de desarrollo, y constituyen un riesgo de salud para las generaciones presentes y futuras. Es urgente aprovechar la información generada en la historia de la vida humana con las MV, para definir las estrategias de prevención y educación ambiental adecuadas a las necesidades de los países, en especial de los pobres del mundo.

Agradecimientos
Al proyecto 2.7 de la CIC-UMSNH (2010), por el apoyo económico.
A Jeanneth Caicedo Rengifo por su trabajo en la redacción.

VII. Bibliografía

1. Atlas, K.M. (2000). *Many faces – many microbes.* Herndon, EE.UU.: American Society for Microbiology, pp. 5-10.

2. Oyarvide, R.J. (1801). *Discurso apologético, que convence clarísimamente con observaciones y experiencias, la cualidad contagiosa de la enfermedad mortífera vulgarmente llamada vómito negro, fiebre amarilla o Mal de Siam.* Habana, Cuba: Imprenta de Don Matías José.

3. Sánchez Rubio, M. (1814). *Tratado sobre la fiebre biliosa y otras enfermedades.* Habana, Cuba: Imprenta del Comercio.

4. Córdoba, F.X. (1820). *Tratado teórico-práctico del typhus á calórico comúnmente dicho vómito prieto o fiebre amarilla.* Habana, Cuba: Imprenta de Don Esteban Joseph Boloña.

5. Bernal Muñoz, J.A. (1828). *Memoria sobre la epidemia que ha sufrido esta ciudad llamada el dengue.* Habana, Cuba: Oficina del Gobierno y Capitanía General.

6. Luz Hernández, J. (1857). *Memoria sobre la salubridad de la Isla de Pinos.* Habana, Cuba: Imprenta de D. Manuel Soler y Gelada.

7. González del Valle, F. (1865). *Programa de lecciones de Patología externa para el curso académico del año de 1865 a 1866.* Habana, Cuba: Imprenta del Tiempo.

8. Fenner, F. y White, O.D. (1996). *Medical / Virology.* Nueva York: Academic Press, pp. 50-100.

9. Rosenberg, E. (1999). *Microbial Ecology and infectious.* Herndon, EE.UU.: Disease American Society for Microbiology, pp. 10-20.

10. Haq, S., Bhatt, R.M., Vaishnav, K.G. y Yadav, R.S. (2000). "Field evaluation of biolarvicides in Surat city, India". *J Vector Borne Dis* (41), pp. 61-66.

11. Russell, T.L., Brown, M.D., Purdie, D.M., Ryan, P.A. y Kay, B.H. (2003). "Efficacy of VectoBac (*Bacillus thuringiensis variety israelensis*) formulations for mosquito control in Australia". *J Econ Entomol* (96), pp. 1786-1789.

12. Hallmon, C.F., Schreiber, E.T., Vo, T. y Bloomquist, A. (2000). "Field trials of three concentrations of Laginex as biological larvicide compared to Vectobac-12AS as a biocontrol agent for *Culex quinquefasciatus*". *J Am Mosq Control Assoc.* (16), pp. 5-8.

13. Batra, C.P., Mittal, P.K. y Adak, T. (2000). "Control of *Aedes aegypti* breeding in desert coolers and tires by use of *Bacillus thuringiensis var.israelensis* formulations". *J Am Mosq Control Assoc.* (16), pp. 321-323.

14. Xue, R.D., Barnard, D.R., y Ali, A. (2003). "Laboratory evaluation of 18 repellent compounds as oviposition deterrents of *Aedes albopictus* and as larvicides of *Aedes aegypti*, *Anopheles quadrimaculatus* and *Culex quinque fasciatus*". *J Am Mosq Control Assoc.* (19), pp. 397-403.

15. Batra, C.P., Mittal, P.K., Adak, T. y Ansari, M.A. (2005). "Efficacy of IGR compound Starycide 480 SC (Triflumuron) against mosquito larvaein clear and polluted water". *J. Vector Borne Dis.* (42), pp. 109-116.

16. Sharma, S.N., Shukla, R.P., Mittal, P.K., Adak, T. y Kumar, A. (2003). "Efficacy of a new formulation of *Bacillus thuringiensis var israelensis* (Bti) in laboratory and field conditions of Kumaun foothills of Uttaranchal, India". *J Commun Dis.* (35), pp. 290-299.

17. Ansari, M.A., Razdan, R.K. y Sreehari, U. (2005). "Laboratory and field evaluation of Hilmilin against mosquito's". *J. Am Mosq Control Assoc.* (21), pp. 432-436.

18. Lee, Y.W., Zairi, J., Yap, H.H. y Adanan, C.R. (2005). "Integration of *Bacillus thuringiensis* H-14 formulations

and pyriproxyfen for the control of *larvae* of *Aedes aegypti* and *Aedes albopictus*". *J Am Mosq Control Assoc.* (21), pp. 84-89.

19. Ansari, M.A., Mittal, P.K., Razdan, R.K., Dhiman, R.C. y Kumar, A. (2004). "Evaluation of *pirimiphos-methyl* (50% EC) against the immature of *Anopheles stephensi/ An. culicifacies* (malaria vectors) and *Culex quinquefasciatus* (vector of bancroftian filariasis)". *J. Vector Borne Dis* (41), pp.10-16.

20. Mahilum, M.M., Ludwing, M., Madon, M.B. y Becker, N. (2005). "Evaluation of the present dengue situation and control strategies against Aedes aegypti in Cebu City, Philippines". *J. Vector Ecol.* (30), pp. 277-283.

EL CÓLERA: UNA ENFERMEDAD INFECCIOSA QUE OBLIGA AL ESTABLECIMIENTO DEL SISTEMA DE DRENAJE EN EL MUNDO

Juan Manuel Sánchez-Yáñez y
Libertad Leal Lozano

CONTENIDO

Resumen

La modernización e industrialización en el mundo representó beneficios para la sociedad humana, pero también trajo consigo problemas sanitarios que desencadenaron la diseminación de enfermedades infecciosas (EI).

El cólera es una EI bacteriana común en lugares sin higiene y en ausencia de un sistema de drenaje asociado con pobreza y desnutrición, factores críticos que permitieron su impacto negativo, además del desequilibrio social en la repartición de la riqueza y un crecimiento excesivo de la población humana en condición de miseria. El objetivo de este breve ensayo es mostrar el impacto del cólera, una EI que obligó al establecimiento del sistema de drenaje en el mundo, como medida sanitaria para prevenir la contaminación de agua potable con la residual y las EI de tipo gastrointestinales, que causan pandemias y retraso económico-social.

Palabras clave: industrialización, sobrepoblación, pobreza, agua.

I. Introducción

En el otoño de 1831, hubo rumores de una extraña enfermedad gastrointestinal (EG) en el puerto de Sunderland, cerca de Newcastle, en la costa del noreste de Inglaterra, donde se anunció una cuarentena, ordenada por el gobierno inglés, para barcos provenientes de Rusia, del Báltico y de Alemania, por un problema de "cólera", padecimiento nuevo y misterioso llegado a Europa desde la India. Sus síntomas eran: diarrea, calambres, dolor estomacal y sed. Además, la sangre de los enfermos se coagulaba, y estos sufrían de hipotermia y morían (1, 3). En Sunderland nadie sabía nada del cólera. William Sproat, cuyo barco transportaba carbón, escuchó hablar del cólera, pero no le dio importancia. Sin embargo, durante una semana tuvo dolor estomacal, diarrea, y no trabajó por calambres e hipotermia; su piel se resecó y tenía los ojos sumidos, los labios azules y vómito frecuente. Los médicos concordaron con el diagnóstico: "cólera asiático". Luego Sproat entró en coma y murió. Un día después, su hijo y su nieta agonizaban con los mismos síntomas: el cólera había entrado oficialmente en Inglaterra (4, 5, 9).

II. Antecedentes

El cólera era desconocido en Europa, pero no era una EG nueva. Las crónicas antiguas revelan que existía en el Tíbet y en la India desde el siglo IV a.C. En un templo de esa época descubierto en el Gujerate, región del oeste hindú, había una inscripción que recuerda la agonía de Sproat: "los labios azules, los ojos hundidos, el estómago sumido, las extremidades contraídas eran los signos del cólera" (10, 12). Es una enfermedad endémica de Asia. La epidemia de 1817 mostró que ninguna frontera podría evitarla. En menos de una década, se extendió a China y a Japón; de Arabia pasó a Persia y a Siria; y llegó al norte, hasta el mar Caspio, umbral de Europa; allí se detuvo durante el invierno de 1823-1824. A mediados de 1829, avanzó al este, al oeste y al norte por las rutas comerciales de peregrinación y se acercó a los mayores centros urbanos europeos (11, 13). En el otoño de 1830, el cólera llegó a Moscú y a San Petersburgo, en Rusia; de las costas del Báltico alcanzó a Finlandia y a Polonia; por el sur, a Hungría; y, luego, a Austria. En el verano se reportó en Berlín y en Hamburgo (Alemania) y en Holanda. En Inglaterra, políticos, médicos, científicos y público en general escucharon al rey Guillermo IV, al inaugurar la sesión del Parlamento en 1831, señalar: "Tengo que anunciar a ustedes el avance continuo del cólera en Europa oriental, que no debe tocar a este país" (14, 17). Situaciones similares se vivieron en América, en especial en México. Las epidemias de cólera causaron la muerte de cientos de personas de todas las edades, lo que afectó la economía y el progreso de sus estados, y en general al país, especialmente porque no había un sistema de drenaje y era común que el agua para beber se contaminara con la doméstica (15, 16).

II.1. La falta de información sobre el cólera confunde a la población

En épocas pasadas poco se sabía del origen del cólera: "No conocemos otra EG que sea tan importante en la medicina de nuestro tiempo", afirmaron prominentes médicos de esos siglos (18, 19). Algunos especialistas destacados del siglo XIX aconsejaban tomar calomel, compuesto mercurial usado como purgante, o aceite de ricino para vaciar el estómago. Otros recetaban amoníaco, arsénico, fósforo, ruibarbo, opio y hasta caldo de carnero; incluso, hubo partidarios de electrochoques y hierros candentes en el cuerpo (20, 21). En marzo de 1832, el cólera se extendió por Inglaterra, Francia, Bélgica, Noruega y Holanda. El poeta Heinrich Heine relata en París: "Por la noche los bailes estaban concurridos como de costumbre, las risas de la gente ahogaban la música, de pronto los asistentes sentían escalofríos en sus piernas, se quitaban la máscara y tenían su rostro amoratado, los coches se los llevaban directamente del baile al Hospital Central, en donde con trajes de carnaval morían" (22, 23).

II.2. El cólera en el continente americano

Al otro lado del Atlántico, en EE.UU., enterados del peligro, formaron una comisión especial, donde los médicos intercambiaron experiencias sobre cómo actuar cuando el cólera llegase a las costas del país (24, 25). La EG se reportó primero en Quebec (Canadá); luego, un inmigrante irlandés que trabajaba en Nueva York y su esposa e hijos enfermaron de cólera y murieron en una semana. La sobrepoblada, hacinada y sin drenaje ciudad de Nueva York facilitó la epidemia. Se impusieron cuarentenas estrictas; el comercio cerró; aumentaron los robos; las carrozas funerarias no fueron suficientes, por ello los cadáveres se abandonaban en las calles (26). Los neoyorquinos intentaron huir de la ciudad al campo, pero algunos, al tratar de cruzar el mar de Long Island, fueron detenidos por disparos de los habitantes de Rhode Island, decididos a no dejar pasar el cólera, sin pensar que el agua contaminada y la falta de drenaje tuviesen relación con la epidemia. Desde el Estado de Nueva York, el cólera cruzó por el lago Erie hacia el medio oeste de los EE.UU., alcanzó las rutas terrestres y las costeras y, en Nueva Orleáns, murieron más de 5.000 personas. La milicia de Ypsilanti, en Michigan, disparó contra una diligencia de correos procedente de Detroit porque ahí se habían reportado numerosos casos de cólera (27, 28).

II.3. Mecanismo de transmisión del cólera

En 1883, el bacteriólogo alemán Robert Koch trabajaba en Egipto y en la India, donde aisló e identificó la bacteria del cólera, de la que señaló: "No se produce espontáneamente, pero sí al ingerir *Vibrión cholerae*"; es decir que no se inhala.

Con ello Koch apoyó la teoría del médico inglés Robert Show y resolvió por qué quienes atendían a los enfermos de cólera no enfermaron. *V. cholerae* es transmitido por contaminación fecal de agua y alimentos; los portadores con frecuencia son asintomáticos en personas recién infectadas o aun convalecientes de cólera (29).

II.4. Epidemiología

En 1848, el cólera volvió a Inglaterra. En esta nueva epidemia murieron 130. 000 personas. En ese año Show publicó su punto de vista sobre cómo se transmitía el cólera (30, 31), consecuencia de la falta de drenaje en la ciudad. El cólera se extendió por mar y tierra hasta alcanzar otros países. A la epidemia de 1846-1862 le siguieron las de 1864, 1881 y 1899; esta última persistió hasta 1923 en Europa, Asia, África y América (1, 3, 7, 9). Las pandemias de cólera fueron recurrentes en la era moderna entre 1960 y 1970; luego, de 1980 a 1990, la que comenzó en el sudeste de Asia se propagó por tres continentes: África, Europa y el resto de Asia. En la última década del siglo XX, hubo una pandemia de cólera que se inició en el Perú en 1991 y se dispersó a varios países de América Central y del Sur con resultados devastadores en la población y pérdidas económicas en esos países (32).

III. *Vibron cholerae:* agente etiológico del cólera

El patógeno responsable del cólera, como se indicó, es *Vibrio cholerae*, un bacilo Gram Negativo curvo en "forma de coma". Este género se divide en dos tipos con base en la naturaleza de su antígeno "O" de la pared celular. El tipo 01 se divide en la variable El Tor que tiene tres serotipos: Ogawa, Inaba e Hikojima. Las diferencias entre cada una se basan en las propiedades bioquímicas únicas, mientras que los serotipos se distinguen por la diversidad antigénica o proteínas específicas que ayudan a su identificación precisa. Esta propiedad se emplea para su clasificación clínica. El biotipo Tor serotipo 01 es típico de Ogawa, Japón, sitio de su descubrimiento. Un factor que predispone a la población al cólera es la falta de salubridad, la ausencia de drenaje, la desnutrición, el hacinamiento y un inadecuado servicio médico o su carencia, por ello la cuarentena falla en impedir su propagación, debido a los portadores asintomáticos (33, 34).

III.1. PATOGÉNESIS

La virulencia del cólera depende de que *V. cholerae* colonice el intestino delgado en personas susceptibles a la enfermedad. Por principio, la bacteria sintetiza una enterotoxina, ya que la infección requiere un mínimo de un billón de *V. cholerae*/ml, dada su sensibilidad al ácido gástrico. Las personas con escasa acidez o clorhidria, las que usan antiácidos o las que sufrieron una gastrectomía son las más susceptibles a la enfermedad, debido a la adherencia de *V. cholerae* a las células en cepillo del intestino delgado, necesarios en el comienzo de la infectación humana. La bacteria produce una mucinasa. Esta enzima disuelve la glucoproteína protectora de esas células intestinales, luego de adherirse se multiplica y libera la enterotoxina llamada "colerágena", que causa los síntomas del cólera, incluso en ausencia de *V. cholerae*. La colerágena está formada por una subunidad activa A y una de enlace B. La segunda es un pentámero compuesto de cinco proteínas idénticas que se fijan a un receptor gangliósido de la superficie del enterocito o célula intestinal. La subunidad A se inserta en el citoplasma de las células intestinales, en ese sitio se acelera la sobreproducción de ADP-ribosa en la proteína Gs, que es una sustancia estimulatoria que genera la síntesis de adenosina, la que induce una mayor secreción de iones cloruro, de agua y la típica diarrea acuosa del cólera (11, 35).

III.2. Tolerancia del *V. cholerae* a factores ambientales

V. cholerae no resiste la desecación, el calor y los desinfectantes, como el cloro y los detergentes. A 55 °C muere en media hora. En ácido fénico al 2%, la elimina en cinco minutos; en el suelo y en la oscuridad, sobrevive por un mes; en agua residual muere por la competencia microbiana nativa, igual que en vegetales y frutas; pero en baja temperatura y humedad, es viable hasta por siete días, o incluso por un período mayor de tiempo (16, 36).

III.3. Sintomatología del enfermo de cólera

La diarrea acuosa del cólera es incontrolable, con heces típicas de "agua de arroz", de la descripción no hemorrágica en el enfermo; no causa dolor abdominal, que refleja deshidratación aguda. La pérdida de líquidos y electrolitos conduce a la insuficiencia cardíaca y renal. Se produce acidosis e hipotasemia por la pérdida de bicarbonato y potasio con las heces. En esta condición, el índice de mortalidad sin tratamiento es del 40%. La morbilidad y la mortalidad del cólera son consecuencia de la deshidratación y del desequilibrio electrolítico en el paciente. Sin acción médica es rápida, la EG sigue un curso autolimitante de siete días; aunque se reporta que el *V. cholerae* del tipo 01 es responsable ocasional de diarrea por ingestión de mariscos en las aguas costeras de los EE.UU. y de México (30).

III.4. Diagnóstico de laboratorio

A nivel de diagnóstico, se exige una evidente diferenciación entre el *V. cholerae* y el *Vibrio* no colérico saprobio, en ocasiones responsable de enteritis leves. La técnica del laboratorio consiste en el examen directo de heces o del contenido intestinal, en donde se observa la *V. cholerae;* también mediante el cultivo de las heces en agua peptonada alcalina, apoyada en la identificación con los anticuerpos fluorescentes específicos de *V. cholerae; y* con el uso de microscopía de campo oscuro, igual que con el suero de los pacientes con síntomas de cólera, según se muestra en el cuadro 1 (20, 35).

Cuadro 1. Diferenciación de biogrupos de *Vibro Cholerae* serogrupo 01 en el laboratorio

Prueba de separación	Biogrupos	
	Clásico	El Tor
Zona alrededor del disco de polimixina B (50U)	+	-
Hemólisis de eritrocitos	-	+
Aglutinación de eritrocitos de pollo	-	+
Lisis por bacteriófagos Clásico IV	+	-

(-) reacción negativa (+) reacción positiva

III.5. Tratamiento

Los procedimientos utilizados para curar el cólera en humanos fueron los purgantes y los laxantes, que agravaban la salud de los pacientes. Estos presentaban los síntomas de: labios azules, piel seca y calambres musculares, provocados por la rápida deshidratación de la infección en la etapa inicial (25, 33). Requiere de una pronta restitución del agua y los electrolitos por la vía oral o la intravenosa, y del uso de la tetraciclina, que acorta la duración de los síntomas y reduce el tiempo de eliminación de *V. cholerae* (2).

III.5.1. Prevención

Es posible que en salud pública, con medidas de seguridad básica se evite el cólera con el consumo de agua potable y alimentos sanos, con un sistema de drenaje, así como con la vacuna compuesta de *V. cholerae* muerto. Esta tiene una utilidad limitada, con un 50% de efectividad para evitar la EG en un lapso de 3 a 6 meses, que no interrumpe la transmisión de inmunidad. Las tetraciclinas son eficaces para los contactos de las personas cercanas al enfermo, pero no impiden la propagación en una epidemia. Para limitar los casos es importante la localización inmediata de los portadores sanos y pacientes (17, 26). El cólera es semejante a la tifoidea: se aísla al contagiado y se desinfectan las pertenencias de las personas expuestas al cólera. Como medida de protección a la población sana, es necesario purificar el agua de consumo; hervir o pasteurizar la leche; controlar la mosca doméstica y sus criaderos; además del drenaje; todo esto apoyado por una estricta inspección sanitaria de los alimentos y con la aplicación de la vacuna contra la EG en las personas susceptibles. Se requiere la notificación obligatoria a las autoridades locales y a la Organización Mundial de la Salud, e informar a los países de posibles nuevos enfermos para que se tomen las medidas preventivas indispensables y se evite una pandemia (16, 34).

III.5.2. Vacunación contra el cólera

La vacuna, en general, se prepara con una concentración de 8.000.000/*V. cholerae* muertos/ml, se administra en dos dosis, con intervalo de una semana, y se asegura una protección por seis meses. Las personas vacunadas producen aglutinina, que cruza con un antígeno de *Brucella*, factor de importancia en encuestas epidemiológicas de la fiebre ondulante o de Malta, diferente al cólera, aunque no menos grave (14, 25). Los ensayos con vacunas elaboradas con el antígeno del lipopolisacárido de *V. cholerae* 01 de la pared aumentan el período de protección en los tres primeros meses. Simultáneamente, con la terapia de antibióticos, se recomiendan la sulfaguanidina y la sulfadiacina. La experiencia indica que son suficientes. Las tetraciclinas acortan la duración de la diarrea en la mitad de los casos y reducen el período de eliminación del *V. cholerae* (20, 37).

III.5.3. Inmunidad

El hombre naturalmente no es resistente al *V. cholerae;* por el contrario, es sensible a él. Es frecuente que el varón sea más susceptible que la mujer y los niños. El cólera induce una inmunidad de corta duración, con aparición de lisinas o anticuerpos vibriocidas, de antitoxinas en la sangre del hospedero. Las lisinas están asociadas con una baja frecuencia de la enfermedad, y las antitoxinas con una infección de menor gravedad (10, 13, 38).

IV. EL CÓLERA Y SU IMPACTO SOCIO-ECONÓMICO

Las pandemias de cólera en Europa y el continente americano impulsaron movimientos de reforma social, por la relación entre la incidencia de la enfermedad y las condiciones de vida infrahumanas de la clase trabajadora. En la era de la Revolución industrial, hubo una explosiva e intensa construcción de fábricas, sin diseño para una actividad laboral. Había falta de sanidad común, ya que pequeñas comunidades humanas se transformaron en grandes ciudades. De la noche a la mañana, aparecieron hileras de hacinadas, estrechas y lúgubres casas en las afueras de esas comunidades, grandes edificios repletos de gente, sin mantenimiento o drenaje (14, 17). En las calles se acumulaba una mezcla de agua de lluvia estancada con restos de alimentos en descomposición y de excrementos de los habitantes. En Londres, los desperdicios más inimaginables se arrojaban al río Támesis. Ahí la ausencia del sistema de drenaje para recolectar, separar y manejar esta clase de aguas de desechos generadas por la creciente población trabajadora de la Revolución industrial facilitó la epidemia de cólera en Inglaterra y en el mundo (20, 23).

V. EL CÓLERA Y EL SISTEMA DE DRENAJE

En opinión de Show, el cólera llegaba al hombre por la vía oral, para luego diseminarse con las heces fecales que contaminaban el agua potable, así otras personas se infectaban hasta alcanzar un nivel de pandemia. El médico inglés poco hizo para convencer al gobierno sobre su prevención. En agosto de 1854, numerosos casos de cólera se registraron en Londres (1, 5). En la esquina de las calles Broad y Cambridge, había una bomba de agua de la que bebían cientos de personas. Show tomó muestras de esa agua y observó pequeñas partículas blancas, inconfundibles indicaciones del excremento de los enfermos de cólera. Obtuvo una lista de los decesos ocurridos por la EG en ese barrio, durante la semana anterior y encontró que los fallecidos habían vivido a corta distancia de la bomba de la calle Broad, contaminada con heces de enfermos de cólera (10, 19). Show siguió la EG desde la fábrica de cerveza, que no registró muertes por cólera; ahí los trabajadores bebían cerveza gratuita o agua del pozo de la empresa, que estaba sin contaminar con excremento de enfermos de cólera una calle abajo. De esa manera, convenció a las autoridades para evitar que los desechos de humanos de los excusados contaminasen el agua de los pozos. Era necesario construir obligatoriamente un sistema de drenaje, el que desde entonces es fundamental en la protección de la salud pública, que previene esta clase de EG. Con el drenaje, los fallecimientos por cólera disminuyeron a cero. En la actualidad, una necesidad prioritaria en progreso o atraso de un país se mide por la existencia de drenaje mantenido en condiciones operativas (22, 38).

VI. Conclusión

El cólera afecta a un número importante de personas en el mundo, que viven en hacinamiento, con desnutrición, en una situación sanitaria deficiente y sin drenaje, producto de gobiernos carentes de políticas públicas en favor de la salud y calidad de vida de sus habitantes, en lugares como Latinoamérica, el sur de Asia (origen del cólera) o el sudeste del Sahara (África). Su control debe ser apoyado por la medicina con una terapia eficaz de antibióticos y la vacunación anticólera. Para erradicar el cólera se requiere de un esfuerzo conjunto de la sociedad, de los gobiernos e instituciones de salud, así como contar con educación ambiental y drenaje. Con estas acciones es posible la eliminación del cólera para un fututo digno de las actuales y futuras sociedades humanas.

Agradecimientos

Al proyecto 2.7 apoyado por la CIC de la UMSNH, las facilidades para esta publicación (2010). A Jaenneth Caicedo Rengifo por su trabajo secretarial.

VII. Bibliografía

1. Atlas, K.M. (2000). *Many faces-many microbes.* Herndon, EE.UU.: American Society for Microbiology, pp. 1-20.
2. Broussais, F. J. V. (1832). *Cólera Morbus Epidémica, observada y tratada según el método fisiológico.* París: Imprenta de Decourchant.
3. Bustamante, M.E. (1992). *La situación epidemiológica de México en el siglo XIX, en Ensayos sobre la historia de las epidemias en México.* México: Colección Salud y Seguridad Social IMSS.
4. Gianella, R.A. (1993). "Enteric Infections: 50 Years of Progress". *Gastroenterology* (104), pp. 1589-1594.

5. Guthman, J. P. (1995). "Epidemic Cholera in Latin America: Spread and Routes of Transmission". *J. Trp. Med. And Hygiene* (98), pp. 419-427.

6. Hatch, D.I., Waldman, R.J. y Lungu, G.W. (1994). "Epidemic Cholera During Refugee Resettlement in Malawi". *International J. Epidemiol* (23), pp. 1292-1299.

7. Hoge, Ch.W., Bodhidatta, L., Echeverría, P., Deesuwan, M. y Kitporka, P. (1996). "Epidemiologic Study of *Vibrio Cholerae* 01 and 0139 in Thailand: At the Advancing Edge of the Eight Pandemic". *Am J. Epidemiol* (143), pp. 263-268.

8. Howard-Jones, N. (1974). "Cholera Nomenclature and Nosology: A Historical Note". *Bull World Health Organization* (51), pp. 317-324.

9. Kumate, J., Sepúlveda, J. y Gutiérrez, J. (1993). *El cólera: epidemias, endemias y pandemias.* México: Interamericana Mc-Graw Hill.

10. Labastida, S. (1866). "Cólera *morbus*". *Gaceta Médica de México* (11), pp. 72-84.

11. Liceaga, E. (1912). "La defensa de la República contra una posible invasión del cólera". *Gaceta Médica de México* (20), pp. 456-467.

12. Lim-Quizon, M.C., Benabaye, R.M., White, F.M., Dayrit, M.M. y White, M.M. (1994). "Cholera in Metropolitan Manila: Foodborne Transmission Via Street Vendors". *Bull World Health Organization* (72), pp. 745-749.

13. Morales-Pereira, S. (1885). "Algunas reflexiones y recopilación de opiniones sobre el cólera morbo". *Gaceta Médica de México* (20), pp. 423-474.

14. Moren, A., Stefanaggi, S., Antona, D., Bitar, D., Gastellu-Etchegorry, M. Tchatchioka, M. y Lungu, G. (1991). "Practical Field Epidemiology to Investigate Cholera Outbreak in Mozambican Refugee Camp in

Malawi, 1988". *J. Trp. Med. And Hygiene* (94), pp. 1-7.

15. Patterson, K. D. (1994). "Cholera Diffusion in Rusia 1823-1923"*Soc. Sci.Med.* (38), pp. 1117-1191.

16. Politzer, R. (1959). *Cholera. Geneve:* World Health Organization.

17. Quick, R. E. et ál. (1995). "Epidemic Cholera in Rural El Salvador: Risk Factors in a Region Covered by Cholera Prevention Campaign". *Epidemiol Infect.* (114), pp. 249-255.

18. Shears, P. (1994). "Cholera, Review". *Annals of Tropical Medicine and Parasitology* (88), pp. 109-122.

19. Swerdlow, D. L. et ál. (1992). "Waterborne Transmission of Epidemic Cholera in Trujillo, Perú: Lessons for a Continent at Risk". *Lancet* (340), pp. 28-32.

20. Weber, J. T. et ál. (1994). "Epidemic Cholera in Ecuador: Multidrug-Resistance and Transmission by Water and Seafood". *Epidemiol Infect* (112), pp. 1-11.

21. Wolfgang, L., Locher, A. y Pettenkofer, W. (1993). "Epidemiology. Erroneous Concepts-Beneficial Results". *History of Epidemiology. Proceedings of the 13th. International Symposium on the Comparative History of Medicine-East and West.* Agregar ciudad de publicación: Ishiyaku Euroamerica, Inc. Publishers.

22. Zhang, T. Y. (1993). "Ancient Chinese Concepts of Infectious Epidemic Disease". *History of Epidemiology. Proceedings of the 13th. International Symposium on the Comparative History of Medicine-East and West".* Ishiyaku Euroamerica, Inc. Publishers.

23. Benson, A. (1997). *The plagues tales.* Barcelona: Plaza and Janés, pp. 10-33.

24. Brock, T.D. (1999). *Milestones in Microbiology: 1546 to 1940.* Herndon, EE.UU: American Society for microbiology, pp. 1-10.

25. Brock, T.D. (1998). *Robert Koch. A life in medicine and bacteriology*. Herndon, EE. UU.: America Society for Microbiology, pp: 10-17.

26. Burnet, Mac F. (1972). *Natural history of infectious disease*. EE.UU.: Cambridge University Press, pp. 20-30.

27. Broussais, F.J.V. (1832). *Cólera Morbus Epidémica, observada y tratada según el método fisiológico*. París: Imprenta de Decourchant.

28. Labastida, S. (1866). "Cólera *morbus*". *Gaceta Médica de México* (11), pp.72-84.

29. Liceaga, E. (1912). "La defensa de la República contra una posible invasión del cólera". *Gaceta Médica de México* (20), pp. 456-467.

30. Quick, R.E. et ál. (1995). "Epidemic Cholera in Rural El Salvador: Risk Factors in a Region Covered by Cholera Prevention Campaign". *Epidemiol Infect* (114), pp. 249-255.

31. Shears, P. (1994). "Cholera Review". *Annals of Tropical Medicine and Parasitology* (88), pp. 109-122.

32. Swerdlow, D.L. (1992). "Waterborne Transmission of Epidemic Cholera in Trujillo, Perú: Lessons for a Continent at Risk". *Lancet* (340), pp. 28-32.

33. Weber, J.T. et ál. (1994). "Epidemic Cholera in Ecuador: Multidrug-Resistance and Transmission by Water and Seafood". *Epidemiol Infect* (112), pp. 1-11.

34. Wolfgang, L., Locher, A. y Pettenkofer, W. (1993). "Epidemiology. Erroneous Concepts-Beneficial Results". *History of Epidemiology. Proceedings of the 13th. International Symposium on the Comparative History of Medicine-East and West*. Agregar ciudad. Ishiyaku Euroamerica, Inc. Publishers.

35. Zhang, T. Y. (1993). "Ancient Chinese Concepts of Infectious Epidemic Disease". *History of Epidemiology*.

Proceedings of the 13th. International Symposium on the Comparative History of Medicine-East and West. Agregar ciudad. Ishiyaku Euroamerica, Inc. Publishers.

36. Servin-Massieu, M. (2000). *Microbiología, vacunas y el rezago científico de México a partir del siglo XIX.* México: Instituto Politécnico Nacional. Centro Interdisciplinario de Investigaciones y Estados sobre Medio Ambiente y Desarrollo, pp. 25-45.

37. Cholera, (2004). *Weekly Epidemiologic Record* (31), pp. 281-288.

38. Steinberg, E.B., Greene, K.D., Bopp, C.A., Cameron, D.N., Wells, J.G., Mintz, E. (2001). "Cholera in the United States, 1995-2000: trends at the end of the millennium". *J Infect Dis.* (184), pp.799-802.

Los microorganismos patógenos y su resistencia a los antibióticos en el control de enfermedades infecciosas

Juan Manuel Sánchez-Yáñez

Contenido

Resumen

El descubrimiento de los agentes biológicos que causan enfermedades infecciosas (EI), indujo al establecimiento de una estrategia en su prevención y control. En un principio los antibióticos (AB) fueron un avance en beneficio de la humanidad; sin embargo, su uso indiscriminado, sin asesoría médica, provocó la rápida resistencia microbiana a la mayoría de los AB naturales e, incluso, a los sintéticos. El propósito de este breve ensayo es mostrar cómo sucedió esta situación y sus consecuencias.

Palabras clave: antibioterapia, alimentación, salud, enfermedad.

I. Introducción

Los virus, las bacterias, los protozoarios, los hongos y otros microorganismos patógenos de humanos, animales y vegetales existen desde el origen de la vida en la Tierra. Aunque son formas simples, su adaptabilidad les permite sobrevivir donde ningún otro; por ejemplo, en fuentes termales, lechos marinos o agua congelada del océano Ártico. Estos microbios toleran uno de los ataques más intensos de su historia: los antimicrobianos (AB). Hace más de cien años, se reportó que microorganismos de diversos tipos causaban EI. No había forma de combatirlos; los médicos poco hacían; el sistema inmunológico del enfermo tenía que eliminar el microbio causal, si no, podría morir incluso por un rasguño. No obstante, hubo una esperanza en el control y prevención de EI a todo nivel (1, 3) con el descubrimiento de los primeros AB o fármacos que destruyen agentes etiológicos que atacan a humanos, animales (incluye peces) o plantas. La palabra "antimicrobiano" se atribuye, habitualmente, a aquellos medicamentos que eliminan microbios patógenos diversos: virus, bacterias, hongos, protozoarios, todos estos parásitos facultativos, que revolucionaron la prevención y control de EI en la vida en general, especialmente en la actividad humana (4, 7).

En el caso de los AB, las sulfamidas y la penicilina surgieron en 1930; la estreptomicina, en 1940; y, desde 1990, el arsenal de esos fármacos tenía 150 compuestos, agrupados en quince familias (8, 11). Entre 1950 y 1960, se supuso la victoria de la medicina sobre las EI; incluso, algunos microbiólogos creyeron que serían un recuerdo. En 1969, el director general de Salud Pública de EE.UU. declaró, ante el Congreso, que en breve la humanidad podría olvidarse para siempre de las EI. En 1972, los premios Nobel, Frank Macfarlane Burnet y David White, escribieron: "El pronóstico sobre el futuro de las EI es negro". Al pensar que estas habían sido derrotadas, una enfermera observó que colegas jóvenes descuidaron las normas básicas de higiene. Cuando les recordó que se lavaran las manos, le contestaron: "No se preocupe, ahora tenemos los AB". Sin embargo, la dependencia y el abuso de esos fármacos (12, 14) tuvieron consecuencias. Las EI persisten: son la principal causa de muerte en el mundo. Otros factores contribuyen a la propagación de tales enfermedades, como las situaciones de guerra; pero, en especial, un problema grave es la desnutrición en los países en vías desarrollo, al igual que la falta de agua potable y las deficientes condiciones higiénicas (15, 17). Hoy, se deben agregar la facilidad en la movilización de personas en los medios de transporte internacional, producto de la globalización, y el cambio climático mundial, consecuencia de un inadecuado manejo de los recursos naturales del mundo, en especial de los forestales (18, 20).

II. Antecedentes

La resistencia de los microbios patógenos de humanos, animales y vegetales es un problema mundial. En retrospectiva debió preverse que estos agentes etiológicos podrían ser tolerantes a los AB. Algo similar a lo que sucedió con el DDT, pesticida descubierto en 1940. Los ganaderos apoyaron su aplicación en los problemas de transmisión de EI por insectos vectores, como las moscas; pero, cuando algunas sobrevivieron, sus siguientes generaciones heredaron la resistencia al DDT. Estas se multiplicaron por millares a la par que los agentes etiológicos, que adquirieron resistencia a los AB (21, 23). Antes de la venta de la penicilina en 1944, ciertos géneros de bacterias patógenas ya eran resistentes a este fármaco. Alexander Fleming, su descubridor, sabía del problema. En el laboratorio observó que luego de sucesivas generaciones, el género y especie responsable de ciertas enfermedades humanas es *Staphylococcus aureus,* que tiene una pared celular resistente al AB. Si la dosis de este no la elimina totalmente, la siguiente generación será tolerante a la penicilina natural que no podría controlarla (24, 28).

III. EL ORIGEN DE LA RESISTENCIA BACTERIANA A LOS ANTIBIÓTICOS

En el libro *The antibiotic paradox* (*La paradoja de los antibióticos)* se comenta que las predicciones de Fleming fueron reales, como el hecho de que algunos genes de las bacterias patógenas sintetizan enzimas que destruyen la penicilina. Entre 1940 y 1970, hubo en el mercado nuevos antibióticos; así como otros, en la década de 1980 a 1990, que eliminaban aquellos géneros patógenos resistentes a los fármacos anteriores. Pero, luego, surgieron otros con mayor tolerancia a los últimos (30, 31). Los microbiólogos descubrieron que esa clase de bacterias modifican su pared celular y evitan que el antibiótico penetre, o alteran su funcionamiento para que no las elimine, aunque, en realidad, este es uno de los diversos mecanismos que los *procariotes patógenos*, humanos, animales o vegetales usan para eludir el efecto de los AB (32).

IV. LA RESISTENCIA PROGRESIVA DE LAS BACTERIAS PATÓGENAS A LOS ANTIBIÓTICOS

Un AB, en la mayoría de los casos, cura una infección que otro no logra curar. La resistencia microbiana es un problema que, si no se controla, será causa de una guerra sin fin contra las EI. En parte porque las bacterias patógenas humanas, animales o vegetales intercambian genes con otras del mismo género, incluso con otras bacterias de géneros distintos. Esos intercambios de información genéticos las hacen resistentes a los A y agudizan el problema en la prevención y control de EI. En los años noventa, se reveló que algunos de esos agentes etiológicos desarrollaron tolerancia a los AB naturales, al igual que para los sintéticos (33, 34). En consecuencia, se ignora el impacto de este proceso en el futuro. No es posible esperar que una EI se cure con el primer AB. En algunas partes del mundo, el que haya un número limitado de estos fármacos equivale a que no haya ninguno que sea eficaz. La gente muere por EI que, según las predicciones de hace cincuenta años, serían eliminadas del planeta (35, 36). Los géneros de bacterias patógenas de humanos, animales y plantas no son los únicos que resisten los AB, virus, hongos y otros parásitos; tienen adaptabilidad a esta clase de fármacos. El futuro de la humanidad es incierto si no se cambian las políticas públicas de salud en favor de una calidad de vida humana, que prevenga las EI, en lugar de su curación (37).

V. Conclusión

Los antibióticos son una arma biológica en el tratamiento y prevención de las enfermedades infecciosas humanas, animales y vegetales; sin embargo, su empleo sin prescripción médica en alimentos, al igual que en aquellas que lo requieren, tiene el riesgo de favorecer la tolerancia y, en consecuencia, una mayor dificultad en asegurar una vida humana de calidad. Esto es contrario a solucionar los problemas de salud en el mundo, en especial los de los países subdesarrollados; de ahí la necesidad urgente de implementar una verdadera educación para la salud como una prioridad de los gobiernos, si en verdad se busca una sociedad sana y productiva.

Agradecimientos

A Proyecto 2.7 de la CIC-UMSNH (2010) y a Phytonutrimentos S.A. de C.V. por el apoyo. A Jeanneth Caicedo Rengifo por el trabajo secretarial.

VI. Bibliografía

1. Baynes, R.E., Lyman, R., Anderson, K.L. y Brownie, C.F. (1999). "A preliminary survey of antibiotic residues and viable bacteria in milk from three Caribbean basin countries". *J Food Prot* (62), pp. 177-180.
2. Hands, A. (1989). "Assay of inhibitory substances". *J Soc Diary Tech.* (42), pp. 92-93.
3. Association of Official Analytical Chemists (AOAC). (1990). *Official Methods of Analysis.* 15th. edition. Washington, DC.
4. Brady, M.S., Whit y N., Katz, S. (1993). "Resistance Development Potential of Antibiotic/Antimicrobial Residue Levels Designated as 'Safe Levels'". *J. Food Prot.* (56), pp. 229-233.
5. Brady, M.S. y Katz, S.E. (1992). "In vitro effect of multiple antibiotic/antimicrobial residues on the selections for resistance in bacteria". *J AOAC Int.* (75), pp.738-742.
6. Perreten, V., Schwarz, F., Cresta, L., Boeglin, M., Dasen, G. y Teuber, M. (1998). "Antibiotic resistance spread in food". *Nat.*(7), pp. 801-805.
7. Bierbaum, G. y Sahl, H.G. (1995). "Induction of autolisis of *staphylococci* by the basic peptide antibiotics Pep 5 and nisin and their influence on the activity of autolytic enzymes". *Arch Microbiol.* (141), pp. 249-254.

8. Breukink, E., Van Kraaij, C., Demel, R.A., Siezen, R.J., Kuipers, O.P. y Kruijff, B. (1997). "The C-terminal region of nisin is responsible for the initial interaction of nisin with the target membrane". *Biochemistry* (36), pp. 6968-6976.

9. Brotz, H.G., Bierbaum, K., Leopold, P., Reynolds, E. y Sahl, G.H. (1998). "The antibiotic mersacidin inhibits peptidoglycan synthesis by targeting lipid 11". *Antimicrob. Agents Chemother* (42), pp. 154-160.

10. Chen, E., Lee, M.T. y Huang, H.W. (2002). "Sigmoidal concentration dependence of antimicrobial peptide activities: a case of study on alamethicin". *Biophys J.* (82), pp. 908-914.

11. Cars, O., Molstad, S. y Melander, A. (2001). "Variation in antibiotic use in the European Union". *Lancet* (357), pp. 1851-1853.

12. Grigoryan, L., Haaijer-Rysjamp, F.M., Burgerhof, J.G. et ál. (2006). "Self-medication with antimicrobial drugs in Europe". *Emerg Infect Dis* (12), pp. 452-459.

13. Goossens, H., Ferech, M. y Vander Stichele, R. (2005). Elseviers M; ESAC Project Group (Campos J. Spain). "Outpatient antibiotic use in Europe and association with resistance: a cross-national database study". *Lancet* (365), 579-587.

14. Bastida, T., Pérez-Vázquez, M., Campos, J. et ál. (2003). "Levoflaxacin treatment failure in Haemophilus influenza pneumonia". *Emerg Infect Dis* (9), pp. 1475-1478.

15. Oteo, J. et ál. "High-level of cefotaxime and ceftazidime resistance in *Escherichia coli*: spread of clonal and unrelated isolates between the community, long-term care facilities, and hospital institutions". *J Clin Microbiol* (44), pp. 2359-2366.

16. Resi, D., Milandri, M. y Moro, M.L. (2003). "Study Group On the Use of Antibiotics in Children. Antibiotic prescriptions in children". *J Antimicrob Chemother* (52), pp. 282-286.

17. Vaccheri, A., Bjerrum, L., Resi, D., Bergman, U. y Montanaro, N.J. (2002). "Antibiotic prescribing in general practice: striking differences between Italy (Ravenna) and Denmark (Funen)". *Antimicrob Chemother* (50), pp. 989-997.

18. Oteo, J., Lázaro, E., de Abajo, F.J., Campos, J. y Spanish EARSS Group. (2004). "Trends in antimicrobial resistance in 1968 invasive *Streptococcus pneumoniae* strains isolated in Spanish hospitals (2001-2003): Decreasing penicillin-resistance in children's isolates". *J Clin Microbiol* (42), pp. 5571-5577.

19. Orero, A. et ál. (1997). "Antibióticos en los hogares españoles. Implicaciones médicas y socioeconómicas". *Med Clin (Barc)* (109), pp.782-785.

20. Dirección General de Aseguramiento y Planificación Sanitaria. (1995). Agencia de Evaluación de Tecnologías Sanitarias. Ministerio de Sanidad y Consumo. "Informe sobre resistencia microbiana: ¿Qué hacer?". *Med Clin (Barc)* (1: 106), pp. 267-279.

21 Smith, R.D. y Coast, J. (2002). "Antimicrobial resistance: a global response". *Bulletin of the World Health Organization* (80), pp. 126-133.

22. Palop, V. y Melchor, A. (2003). "Reflexiones sobre la utilización de antibióticos en atención primaria". *Aten Primaria* (32), pp. 42-47.

23. González Núñez, J., Ripoll Lozano, M.A. y Prieto Prieto, J. (1998). "Automedicación con antibióticos". *Med Clin (Barc)* (11), pp.182-186.

24. Campos, J. y Baqueri, F. (2002). "Resistencia a antibióticos: ¿Qué hacer ahora?". *Med Clin* (119), pp. 656-658.

25. Perz, J.F., Craig, A.S., Coffey, C., et ál. *(*2002). "Changes in Antibiotic Prescribing for Children After a Community wide Campaign". *JAMA* (287), pp. 3103-3109.

26. Nyquist, A.C., Gonzales, R., Steiner, J.F. y Sande, M.A. (1998). "Antibiotic Prescribing for Children With Colds, Upper Respiratory Tract. Infections and Bronchitis". *JAMA* (279), pp. 875-877.

27. Pichichero, M.E. (2002). "Dynamics of Antibiotic Prescribing for Children". *JAMA* (287), pp. 3133-3135.

28. Soriano, F. (2002). "Aspectos farmacocinéticos y farmacodinámicos para la lectura interpretada del antibiograma". *Enf Infecc y Microb Clin* (20), pp. 407-412.

29. Bearden, D.T. y Robvold, K.A. (2000). "Dosage adjustments for antibacterials in obese patients: applying clinical pharmacokinetics". *Clin Pharmacokinetic* (38), pp. 415-426.

30. Andes, D. (2001). "Pharmacokinetic and pharmacodinamic properties of antimicrobial in the therapy of respiratory tract infections". *Current Opin Infect Dis.* (14), pp. 165-172.

31. Dalet, K., Cenatiempo, Y., Cossart, P. y Herchard, Y. (2001). "A sigma (54)-dependent PTS pernease of the mannose family in responsible for sensivity of Listeria monoccytogenes to mesentericin y 105". *Microbiology* (147), pp. 3263-3269.

32. Hancock, R.E., Falla, T. y Brown, M. (1995). "Cationic bactericidal peptides". *Adv. Microb. Physiol.* (37), pp. 135-175.

33. Nielsen, T.H., Thrane, C., Christohersen, C., Anthoni, U. y Sorensen, J. (2000). "Structure, production characteris-

tics and fungal antagonism of tensing-a new antifungal Cyclic lipopeptide from Pseudomonas fluorescens stran 96.578". *J. Appl. Microbial* (89), pp. 992-1001.

34. Ruhr, E. y Sahl, H-G. (1985). "Mode of action of the peptide antibiotic nisin and influence on the membrane potential of whole cells and on cytoplasmic and artificial membrane vesicles". *Antimicrob. Agents Chemother* (27), pp. 841-845.

35. Sahl, H.G. y Bierbaum, G. (1998). "Lantibiotics: biosynthesis and biological activities of uniquel and modified peptides from gran-positive bacteria". *Annu. Rev. Microbiol.* (52), pp. 41-79.

36. Shai, Y. (1999). "Mechanism of the binding, insertion and destabilization of phospholipids bilayer membranes by á-helical antimicrobial and cell nonselective membrane-lytic peptides". *Biochem. Biophys. Acta* (1462), pp. 55-70.

37. Zasloff, M. (2002). "Antimicrobial peptides of multicellular organisms". *Nature* (415), pp. 389-395.

El impacto de los insectos vectores de enfermedades infecciosas en la vida humana

Juan Manuel Sánchez-Yáñez y
Samuel Pineda Guillermo

Contenido

VI. El futuro en la salud pública y los insectos vectores

    VI.1. Un mosquito vector transmite el virus del Nilo en un país rico

    VI.2. ¿Los insectos vectores transmiten el SIDA?

VII. Conclusión

VIII. Bibliografía

Resumen

Los insectos vectores (IV) que transmiten enfermedades infecciosas (EI) han sido fundamentales en el progreso de la humanidad, con la que convive un grupo numeroso y diverso del reino animal. En prevención de la salud, es importante investigar los ciclos biológicos de los IV para conocer la fase en la que infectan a la población urbana y rural. Los gobiernos del mundo, en coordinación con organizaciones internacionales sanitarias, han establecido políticas públicas de prevención para una sociedad sana. El objetivo de este breve ensayo es mostrar la importancia de los IV en la historia humana, en la transmisión de EI en el mundo.

Palabras clave: insecto, salud, vector, enfermedad, progreso, pobreza.

I. Introducción

En Latinoamérica, una vinchuca negra o chinche besucona (*Triatoma infestans L*) de 3 cm de largo cae del techo sobre una cama, se desliza por el rostro de un niño, lo pica cerca de la boca o en los ojos, y consume su sangre al mismo tiempo; deposita su excremento con el *Trypanosoma cruzi*, un protozoario parásito humano; el niño se rasca la cara e inocula en la herida con las heces que contiene este hemoflagelado, porque vive en el sistema sanguíneo, y de esa forma contrae la enfermedad de Chagas. En dos semanas tiene fiebre y *T. cruzi* le invade el corazón y el sistema nervioso. Es posible que durante diez o veinte años el ahora hombre no tenga síntomas de tripanosomiasis, pero en algún momento de su vida tendrá lesiones en el tracto digestivo, una infección cerebral o insuficiencia cardíaca que le causarán la muerte. Lo anterior describe la típica vía de infección del Mal de Chagas, en ciertas regiones tropicales de México y en zonas similares de Centro y Sudamérica, donde millones de personas están en riesgo de ser picados por *T. infestans,* que causa pérdidas económicas y humanas en esos países pobres del mundo (1, 29).

II. Los insectos: un grupo animal diverso

Existen los IV que enferman con sus picaduras a personas y animales, y así propagan las EI. Desde el siglo XVII hasta el actual siglo XXI, infectan y causan más muertes de personas que las guerras, según señaló el Centro del Control y la Prevención de Enfermedades de los Estados Unidos de América. Hoy una persona de cada seis tiene una EI provocada por un IV, un problema de salud mundial en países del Tercer Mundo, que no poseen el poder económico para evitarlas, como en el oeste de la India, donde las pérdidas del país y de la economía mundial fueron de miles de millones de dólares, de acuerdo con la OMS (4, 5).

III. Insectos vectores de enfermedades infecciosas

La mayoría de las EI agudas en el hombre se deben a microbios transmitidos por IV. Estos animales invertebrados de seis patas, como las moscas, las pulgas, los mosquitos, los piojos y algunos escarabajos, al igual que aquellos de ocho patas, como las garrapatas y los ácaros se engloban en una categoría más amplia: los "artrópodos", el grupo más numeroso del reino animal, de una amplia diversidad de géneros y especies conocidas (6, 8). Los IV, como la mosca doméstica, portan agentes patógenos en sus patas, contaminan agua, alimentos y provocan algún tipo de EI. La mosca lleva partículas de excremento que deposita en cualquier sitio, por ello los humanos contraen enfermedades gastrointestinales, como: el tifus, la disentería o el cólera. Además, contribuyen a la propagación del tracoma, un tipo de ceguera que afecta a quinientos millones de personas, al cicatrizar la capa córnea transparente que cubre el iris y provocar pérdida de la visión (10, 11). Por su parte, la cucaracha se mueve y alimenta de la suciedad, y es un IV mecánico en la transmisión de EI. Los especialistas en inmunología también la asocian con el aumento de los casos de asma en niños (13, 14).

IV. Agentes etiológicos que transmiten los insectos vectores

Los IV del tipo de los "artrópoda no insecta", como los ácaros, son reservorios y transmisores de virus, bacterias, hongos y protozoarios patógenos de EI. Mientras que por picadura del mosquito *Anopheles,* porta el *Plasmidium vivax y P. falciparum,* protozoario del paludismo, la segunda EI de mayor movilidad y mortalidad en el mundo (15, 16). La OMS informa que los mosquitos vectores (MV) son de alto riesgo en propagar el paludismo, el dengue y la fiebre amarilla; en consecuencia, anualmente, se reportan millones de defunciones y miles de enfermos. Al menos el 40 % de la población mundial está en riesgo de contraer malaria, y otro porcentaje similar lo está con el dengue clásico (DC), principalmente en países pobres con zonas tropicales, como México (9, 17). La mosca *Glossina* spp trasmite el protozoario hemoflagelado *Trypanosoma gambiense,* responsable de la enfermedad del sueño, que afecta a miles de personas y obliga a comunidades enteras a abandonar sus fértiles suelos en África; otra mosca, "la negra de los ríos", causa la ceguera de unos cuatrocientos mil africanos/año; y "la mosca de la arena", del género *Phlebotomus* spp, vector del protozoario de la *Leishmania* spp incapacita, desfigura o mata a cientos de humanos en países de extrema pobreza, también en África (4, 18). La pulga es el vector transmisor de un gusano: *Taenia* sp, del virus de la encefalitis, y de *Yersinia pestis,* causante de la peste negra, que en la Edad Media acabó con un tercio o más de la población europea de esa época en seis años (19, 20). Los piojos; los ácaros *Ixodes, Dermacetor, Amblyomma, Boophyllus y Rhipicephallu;* y las garrapatas son IV de variedades de tifus, provocadas por una *Rickettsias,* mientras que en zonas templadas del planeta se trasmite la enfermedad de Lyme en los EE.UU. y Europa (21, 22).

IV.1. Los insectos vectores regresan

Hace cuarenta años se pensaba que las EI transmitidas por IV como la malaria, la fiebre amarilla y el dengue se habían erradicado del planeta. Sin embargo, volvieron porque los IV desarrollaron resistencia a los insecticidas, de la misma forma que sus microbios a los antibióticos. Esto se asocia con el cambio climatológico, derivado del calentamiento global, así como por la moda de vivir cerca de zonas silvestres, lo que facilita el contacto entre IV y humanos (2, 23).

IV.2. Logros en el control de insectos vectores

Hasta 1877, el hombre no sabía que los IV transmitían EI. Cuando el médico italiano Alberto Rossi y otros parasitólo-

gos lo demostraron, se obligó a establecer campañas sanitarias para su eliminación o control. En 1939, por primera vez
se utilizó el DDT en la lucha contra MV. En 1960, se creyó
que se habían eliminado en las naciones fuera de África, Asia,
Centroamérica y Sudamérica; erróneamente, se daba más importancia al tratamiento médico de los casos graves de esas EI
que al control de los IV que las transmiten (1, 3).

IV.3. El impacto del cambio climático
en los insectos vectores

La reaparición de las EI transmitidas por IV tiene que ver
con el cambio climático que afecta el planeta, pues el calentamiento global expande el hábitat de los IV. Hoy se incluyen
lugares geográficos que ya no son fríos; se reporta que los IV
transmiten EI en altitudes cada vez mayores en: África, Asia
y Latinoamérica; en Costa Rica, el DC cruzó las montañas
cuando, hasta hace poco, se circunscribía a la costa del Pacífico y que, actualmente, afecta todo el país. El calentamiento
del planeta repercute en la ecología de los IV, que ya no tienen límites para sobrevivir, cuando se supone que deberían
morir. Mientras que, en algunas zonas del mundo, los ríos se
transforman en charcos, en otras regiones, las lluvias provocan
inundaciones que dejan agua estancada. En ambos casos estos
son criaderos de mosquitos. El aumento de la temperatura
acorta el ciclo biológico de la larva que, a su vez, prolonga su
período de reproducción. Con el incremento de la temperatura, se alarga la estación del año en la que proliferan: cuanto
más calor hace, más abundantes y activos son. Los mosquitos
detectan en su abdomen ese aumento de temperatura y favorecen que los agentes etiológicos se multipliquen en su cuerpo,
con lo cual existe una alta probabilidad de que una picadura
del MV cause una pandemia en la población humana del
mundo (6, 25).

IV.4. Historia de una enfermedad transmitida por insectos vectores

Los cambios sociales contribuyen a la propagación de las EI, transmitidas por IV, como las garrapatas, un eslabón de la cadena de contagio. Por su parte, los mamíferos y las aves son reservorios de IV al portar agentes etiológicos en su sangre (12, 22). Un ejemplo es la enfermedad de Lyme, llamada así por la localidad en Connecticut (EE.UU.), donde se descubrió. Como el género de bacteria responsable identificada en 1975, esta patógena humana entró en los EE.UU. hace cien años, por medio de las ratas y el ganado que llegaba por barco desde Europa (7, 8). También se observa en los animales de granja que transportan la garrapata del género: *Ixodes,* que consume la sangre de mamíferos. Este artrópodo es hospedero de la bacteria patógena que vive en su abdomen; cuando pica a una persona, la contagia con la enfermedad de *Lyme* (1). En el noreste de los EE.UU., es endémica y existe en el ratón de pata blanca que la trasmite por su garrapata. En su etapa joven de desarrollo, se aparea, pone huevos que caen al suelo y, al poco tiempo, estos generan larvas que inician un nuevo ciclo en otro mamífero del que se alimentan como ectoparásito y continúan con la cadena de contagio de la enfermedad (26, 29).

V. Los insectos vectores y el progreso humano

Los agentes microbianos patógenos humanos coexisten con los IV, como en algunas garrapatas, y otros artrópodos, de la misma forma que en los animales reservorios de EI, con los que coexisten sin contagiarse. Luego, un cambio en el clima ambiental, como el calentamiento global, hizo posible que la EI endémica se haya transformado en una epidemia, y de ahí en una pandemia (3, 9). En el caso de la enfermedad de *Lyme,* desde hace algunos siglos, sus reservorios, como el venado y sus depredadores, se limitaron al contacto de la garrapata *Ixodes* y el hombre, mientras la fauna salvaje se mantuvo bajo control (17, 20). Cuando los primeros colonos europeos talaron los bosques en el norte de EE.UU. para cultivar el suelo, el número de venados se redujo y sus depredadores se fueron a otros sitios a buscar nuevas presas (8, 18). A mediados del siglo XIX, los agricultores abandonaron esas zonas y emigraron al oeste. Los bosques reclamaron de nuevo los suelos, antes silvestres, así los venados regresaron, pero no sus depredadores naturales. En consecuencia, estos reservorios se multiplicaron, de la misma forma que la garrapata con la bacteria de *Lyme,* que las ha contagiado por decenios y es un riesgo de salud para los humanos de esos sitios. Después, cuando se edificaron viviendas en las zonas cercanas a esos bosques, los nuevos residentes, niños y adultos, tuvieron contacto con la garrapata, que se alimentó de esas personas y las infectó con la enfermedad de *Lyme,* para continuar la cadena de contagio, con las consecuencias negativas en salud pública (11, 15).

V.1. Las enfermedades infecciosas transmitidas por insectos vectores en un mundo inestable

Este actual panorama describe una vía de transmisión de una EI, debido a la actividad humana, que influye en su reaparición con mayor frecuencia en ambientes que favorecen su propagación (1, 12). De la misma forma, la globalización comercial y los medios de transporte modernos diseminan IV con sus agentes patógenos en el planeta, en parte debido al daño continuo al hábitat de animales salvajes. No solo pone en riesgo la biodiversidad, sino que esta situación se agrava con la contaminación del aire y del agua, que debilitan el sistema inmunológico de las personas, lo que las predispone a enfermar masivamente y causar una pandemia (14, 28).

Las guerras en el mundo, sin importar su origen, son otro factor de proliferación de los IV. La inestabilidad política y social es causa de que los ecosistemas se deterioren, y de que se interrumpan los servicios médicos. La producción y distribución de los alimentos genera refugiados susceptibles a toda clase de EI. Las personas desnutridas viven hacinadas y sin higiene. Esta precaria situación económica y sanitaria empuja la emigración rural a las ciudades densamente pobladas. Los IV impactan negativamente con mayor intensidad en zonas urbanas de crecimiento acelerado y desordenado, que no tienen los servicios básicos y de salud pública. Esto aunado a la falta de educación ambiental: no reciben vacunas, carecen de agua y drenaje, y así se favorecen las pandemias por IV (16, 18).

VI. El futuro de la salud pública y los insectos vectores

La OMS y las organizaciones relacionadas con la prevención de las EI por IV proponen programas de registro y control, que difundan la información necesaria y las acciones de tratamiento sanitario necesarios para la población general. Porque no es lo mismo proteger pequeñas comunidades humanas que controlar EI a nivel mundial. Expertos en epidemiología apoyan que eliminar o regular los IV es vital para el futuro saludable de la humanidad, de ahí que sea prioritario que haya confianza y cooperación entre las naciones para lograrlo (10, 28). La globalización mundial exige que las personas consideren al vecindario, a la provincia, al país o al hemisferio como una biósfera total (23, 27). Los microorganismos patógenos humanos, transmitidos por IV, no se detienen por divisiones oficiales establecidas por el hombre Una pandemia de una EI en un país preocupa no solo a las naciones vecinas, sino también al mundo entero, ya que algunos gobiernos limitan cualquier intervención fuera de sus fronteras, sin importar que estos sean programas de control de IV. A su vez, la codicia comercial de empresas farmacéuticas obstaculiza las iniciativas de la comunidad internacional en la lucha contra las EI (11, 29).

VI. 1. Un mosquito vector transmite el virus del Nilo en un país rico

El virus del Nilo occidental es una EI que se contrae por la picadura o mordedura de un IV. Este virus es un agente ultramicroscópico que se aisló por primera vez en 1937, en Uganda, África. Después se reportaron enfermos en: Oriente Medio, Asia, Oceanía y Europa. Desde 1999, se registraron más de 3.000 pacientes y más de 200 muertes en los EE.UU. La mayoría de los infectados no sabían que se contagiaron con ese virus porque algunos tenían síntomas parecidos a la gripe. En un pequeño porcentaje se observan síntomas de encefalitis y meningitis espinal. Por ahora no existe una vacuna preventiva ni un tratamiento específico. El Centro para el Control y la Prevención de Enfermedades Infecciosas de los EE.UU., advierte que el virus del Nilo occidental se contrae, incluso, con el trasplante de órganos o por transfusión sanguínea. Esto complica su prevención porque no se ha desarrollado una prueba de laboratorio para detectar el virus en la sangre, lo que hace más difícil su situación en países de extrema pobreza y obliga a buscar estrategias de solución convenientes para cada país, según su condición económica (19, 20).

VI. 2. ¿Los insectos vectores transmiten el SIDA?

En más de 20 años de investigación, ni la entomología clínica ni la medicina general y molecular han demostrado que un mosquito u otra especie de IV transmitan el virus de la inmunodeficiencia humana (VIH) o SIDA. Los mosquitos tienen un aparato bucal parecido a una jeringa; con una abertura, por la que chupan la sangre hacia un conducto y segregan saliva por otro; ahí el sistema digestivo descompone la sangre y destruye el virus. Un especialista en VIH del Equipo de Manejo de la Salud del Distrito de Mongu, Zambia (África), señaló que no se tiene evidencia de la existencia del VIH en las heces del insecto y tampoco en sus glándulas salivares, contrariamente a lo que sucede con otros parásitos sanguíneos, como el virus responsable del paludismo. Para suponer que una persona se infecte con el VIH, debe estar expuesto a un elevado número de virus. Si se interrumpe a un mosquito que come y este inmediatamente vuela hacia otra persona, la sangre que queda en su aparato bucal es tan escasa que no constituye una amenaza, de acuerdo con expertos en el área. Si se mata de un golpe al mosquito lleno de sangre infectada con el VIH en una herida abierta, no se logra una infección de SIDA, lo que apoya la teoría de que la transmisión de esta EI es más compleja de lo que se supone y requiere más investigación al respecto para dar claridad al problema (5, 8).

VII. Conclusión

La globalización de los mercados internacionales debe incluir la coordinación de programas de salud pública en la prevención de enfermedades infecciosas transmitidas por insectos vectores, en una acción de los gobiernos para que reduzcan el riesgo de que las actuales y futuras sociedades humanas enfrenten un mundo sin calidad de vida. Esto será posible con una educación de respeto por el ambiente, que evite las pérdidas humanas y económicas que detienen el progreso humano.

Agradecimientos
Al proyecto 2.7 de la CIC-UMSNH (2009) por el apoyo económico recibido. A Jeanneth Caicedo Rengifo por su trabajo secretarial.

VIII. Bibliografía

1. Barrett, M.P., Burchmore, R.J.S, Stich, A. et ál. (2003). "The trypanosomiases". *Lancet* (362), pp. 1469-1480.

2. Dias, J.C.P., Silveira, A.C. y Schofield, C.J. (2002). "The impact of Chagas' disease control in Latin America: a review". *Mem Inst Oswaldo Cruz* (97), pp. 603-612.

3. Miles, M. (2003). "American trypanosomiasis (Chagas' disease)". En: Cook, G.C. y Zumla, A., editors. *Manson's tropical disease.* London: Elsevier Science, pp. 1325-1337.

4. Miles, M.A., Feliciangeli, M.D. y de Arias, A.R. (2003). "American tripanosomiasis (Chagas' disease) and the role of molecular epdiemiology in guiding control strategies". *BMJ* (326), pp. 1444-1448.

5. Prata, A. (2001). "Clinical and epidemiological aspects of Chagas' disease". *Lancet Infect Dis.* (1), pp. 92-100.

6. Tyler, K.M., Miles, M.A. (2003). *World class parasites. American trypanosomiasis.* Boston: Kluwer Academics.

7. WHO Expert Committee. (2002). *Control of Chagas' disease.* World Health Organ Tech Rep Ser. (2905), pp. 1-109.

8. Center for Disease Control and Prevention. (2005). *Death rates for selected causes by 10–year age groups, race, and sex: death registration states.* Tables 1900–39. Atlanta, Georgia. USA.

9. Desjeux, P. (2004). "Leishmaniasis". *Nat Rev Microbiol.* (2), p. 692.

10. Beverley, S.M. (2003). "Protozomics: Trypanosomatid parasite genetics comes of age". *Nat Rev Genet.* (4), pp. 11–19.

11. Pratlong, F., Dereure, J., Bucheton, B., El-Saf, S., Dessein, A., Lanotte, G. et ál. (2001). "Sudan : the possible original focus of visceral leishmaniasis". *Parasitology* (122), pp. 599–605.

12. The World Health Report (2005). *Make every mother and child count* (2). Geneva: WHO.

13. *Global strategic framework for integrated vector management.* (2004). Geneva: WHO (WHO/CDS/CPE/PVC/2004.10).

14. Townson, H., Nathan, M.B., Zaim, M., Guillet, P., Manga, L. y Bos, R. et ál. *(*2005). "Exploiting the potential vector control for disease prevention". *Bull World Health Organ* (83), pp. 924-927.

15. Pontius, J.C., Dilts, D.R. y Bartlett, A. (2002). *Ten years of IPM training in Asia: from farmer field community IPM. Bangkok: Food and Agricultural Organization.* Geneva: WHO.

16. Van Den Berg, H. y Jiggins, J. (2007). "Investing in farmers: the impacts of farmer field schools in integrated pest management". *World Dev* (35), pp. 663-686.

17. Van Den Berg, H., Senerath, H. y Amarasinghe, L. (2003). "Farmer field schools in Sri Lanka: asses impact". *Pesticides News* (61) [en línea]. En: <http://www.panuk.org/pest-news/Contents/pn61.htm>.

18. Tripp, R., Wijeratne, M. y Piyadasa, V.H. (2005). "What should we expect from farmer field shools: case study". *World Dev* (33), pp. 1705-1720.

19. Van den Berg, H. y Knols, B.G.J. (2006). "The farmer school: a method for enhancing the role communities in malaria control?". *Malar* (5), pp. 3-10.

20. Van den Berg, H., Das, P.K., von Hildebrand, A. y Ragunathan, V. (2006). "Evaluation of the integrate vector management (IPVM) project in Sri Lanka: mission report". *New Delhi Regional Office for South – East* Asia [en línea]. En: <http: //www.searo.who.int/EN/Section23/Section1001/Section11101_12796.htm>.

21. Amerasinghe, P.H., Amerasinghe, F.P., Konradsen, F., Fonseka, K.T. y Wirtz, R.A. (1999). "Malaria vector traditional dry zone village in Sri Lanka". *Am J Trop Med Hyg* (60), pp. 421-429.

22. Barrett, M.P., Burchmore, R.J.S., Stich, A., et ál. (2003). "The trypanosomiases". *Lancet* (362), pp. 1469-1480.

23. Días, J.C.P., Silveira, A.C. y Schofield, C.J. (2002). "The impact of Chaga's disease control in Latin America: a review". *Mem Inst Oswaldo Cruz* (97), pp. 603-612.

24. Miles, M. (2003). "American trypanosomiasis (Chaga's disease)". En Cook, G.C., Zumla, A., (eds.) *Manson's tropical disease*. 21.ª ed., London: Elsevier Science, pp. 1325-1337.

25. Miles, M.A., Feliciangelia, M.D., de Arias, A.R. (2003). "American trypanosomiasis (Chaga's disease) and the role of molecular epidemiology in guiding control strategies". *BMJ* (326), pp. 1444-14448.

26. Prata, A. (2001). "Clinical and epidemiological aspects of Chaga's disease". *Lancet Infect Dis.* (1), pp. 92-100.

27. Tyler, K.M. y Miles, M.A. (2003). "World class parasites". *American trypanosomiasis. Boston Kluwer Academics* (7).

28. WHO Expert Committee. (2002). *Control of Chaga's disease.* World Health Organ Tech Rep Ser. (905), pp. 1-109.

29. Romary, T. (1794). *Discurso premiado por la Sociedad Patriótica de la Habana en junta que se celebró el día 24 de julio de 1794.* Habana: Imprenta de la Capitanía General, Cuba.

BACILLUS THURINGIENSIS VAR ISRAELENSIS: UNA OPCIÓN PARA EL CONTROL DE MOSQUITOS VECTORES DE ENFERMEDADES INFECCIOSAS HUMANAS

Juan Manuel Sánchez Yáñez y
Luis Macías Nava

CONTENIDO

I. Introducción

El orden Díptera comprende mosquitos vectores (MV) de enfermedades infecciosas (EI), como el paludismo, la fiebre amarilla y el dengue, responsables del alto costo de las campañas para su erradicación en zonas endémicas de México y el mundo, así como por las pérdidas económicas a largo plazo derivadas del tratamiento médico de los enfermos. Desde 1950, se realizan operaciones de control MV en países como México, mediante la aspersión con plaguicidas, como el Dicloro difenil tricloro etano (DDT), el metoxicloro y otros organofosforados: abate, malatión, paratión, feniton, etcétera (cuadro 1). Estos fueron, al principio, efectivos para eliminar MV, pero su uso indiscriminado provocó el deterioro ambiental y la inducción de resistencia en esos insectos. En la actualidad, 500 especies son resistentes a uno o más plaguicidas. El número se duplicó en 6 años (1, 3). Hoy se intenta minimizar la tolerancia de estos químicos en los MV, al igual que su impacto negativo en la salud humana y el ambiente (4).

Cuadro 1. Plaguicidas usados en el control de mosquitos vectores de enfermedades humanas: situación legal

Insecticida	Prohibido	Registrado
Acetato o propionato de nenil	X	
Mercurio	X	
Adein	X	
Cianofos	X	
Cloranil	X	
Dialiafor	X	
Dieldrin	X	
Dinoseb	X	
Endrin	X	
Erbon	X	
Formotion	X	
Fluoracentato de sodio (1080)	X	
Fumisel	X	
Kepone/Clordecone	X	
Mirex	X	
Monuron	X	
Nitrofen	X	
Paration etílico	X	
Scradan	X	
Sulfato de talio	X	
Toxafeno	X	
Triamifos	X	
1.3-dicloropropeno	X	
Alaclor		X
Aldicarb		X
Bromuero de metilo		X
Clordano		X
Cloropiclina		X
Dicloro-Difenil-Tricloro Etano (DDT)		X
Forato		X
Fosturo de aluminio		X
Isotiocianato de metilo		X
Lindano		X
Metam Sodio		X
Metoxicloro		X
Mevinfos		X
Paraquat		X
Pentaclorofenol		X
Quintoceno		X

Ref.: 1, 23, 39.

Una alternativa en el control de MV es la biológica, como el pez larvívoro del género *Gambusia affinis;* los nematodos *Rabdítidos* y *Mermítodos*; los protozoarios parásitos de insectos *Epystilis,Vorticella* y *Terahymena*; los hongos entomapatógenos *Beauverya, Entomophora, Metarhizium* y *Coelomyces*; y los virus de insectos, el de la poliedrosis nuclear y los iridiscentes, etcétera (1, 10). Entre las bacterias reportadas existen el género y las especies de *Bacillus: B. sphaericus* y *B. thuringiensis (Bt)*. Cada una controla algún MV, con oportunidad de explotación comercial, sobre la base de sus propiedades específicas, por ejemplo: *B. popilliae,* que requiere insectos vivos para su reproducción, en contraste con *B. thuringiensis* var *israelensis (Bti)*, que es relativamente fácil de manejar, controla MV, es inocuo para la población humana y seguro para el ambiente (2, 3).

II. Antecedentes

En las culturas antiguas, se conocían enfermedades de los insectos que tenían impacto económico, como la del gusano de seda *(Bómbix mori L.)* y la de la abeja *(Apis mellifera L.)*. Esas enfermedades se definieron con exactitud al descubrirse por medio del microscopio, así como algunos de los géneros de bacterias entomotóxicas o entomopatógenas (10, 12). En 1870, Pasteur describió uno de esos patógenos de insectos llamado *Vibrion anoyac,* luego reclasificado como *Bacillus bombycus* (11, 12). En 1902, en Japón, el biólogo Ishiwata Shigetane aisló, a partir de larvas enfermas de ese gusano, un género bacteriano al que denominó *Bacillus soto* (13, 14). En 1915, en Thuringen (Alemania), Joseph Berliner obtuvo a partir de estadios jóvenes de la palomilla del Mediterráneo *(Anagosta kuehniella* L) el hoy llamado *Bacillus thuringiensis* o *Bt* (17, 19), que produce cristales con actividad insecticida específica contra insectos plaga (IP). Desde 1954, se estableció la relación entre la ingestión de los cristales de *Bt* y la parálisis intestinal de los IP, que no causan toxicidad por otra vía contra humanos o animales domésticos (21, 22). Un análisis de 161 aislados de *Bt* estableció una clasificación, con base en sus antígenos flagelares H y pruebas bioquímicas, para dividirse parcialmente en 24 serotipos H y 33 variedades, puesto que hoy se conocen un mayor número de otras (1,10). En 1977, en la región de Neveg, en Israel, se aisló la variedad de *Bt* de actividad larvicida contra MV de los géneros *Anopheles, Uranotaenia, Culex y Aedes*, y se la denominó *Bacillus thuringiensis* var. *israelensis (Bti)*. Sus cristales son tóxicos en función de la composición química del medio de cultivo donde crece, por ello se busca aumentar la concentración y el impacto de esos cristales contra los MV, clave para que su explotación comercial reduzca el uso de pesticidas químicos (23). El objetivo de este breve ensayo es analizar el empleo de *Bacillus thuringiensis* var. *israelensis (Bti)* en el control de géneros de mosquitos vectores de enfermedades infecciosas humanas.

II.1. Enfermedades infecciosas trasmitidas por mosquitos vectores al hombre

II.2. Paludismo

Es una EI llamada también "malaria", de las más antiguas de la humanidad, citada en documentos chinos y papiros egipcios desde el siglo I a.C. Los romanos Marco Terencio Varrón y Antonio Columela asociaron su propagación con un MV. En 1880, Alfonso Lavoran descubrió su agente etiológico, el protozoario *Plasmodium vivax* (3, 4). En 1897, Alberto Rossi identificó el MV del género *Anopheles* como el responsable de su transmisión en humanos (24). La malaria fue introducida en México en 1519, con los conquistadores españoles en la época precolombina. En este país existían anofelinos, pero sin paludismo. *P. vivax* se adaptó al *Anopheles* americano. Desde entonces lo usa como vector para causar epidemias con elevada morbilidad y mortalidad en pobladores de zonas tropicales de la república mexicana y del mundo. El paludismo es un problema agudo de salud pública en los últimos 10 años en los países pobres (26).

En la actualidad es una de las EI más extendidas en el planeta, aunque en México disminuyeron los enfermos de malaria, gracias a la formación de la Comisión Nacional para la Erradicación de Paludismo. Sin embargo, problemas administrativos, fallas en los estudios epidemiológicos, en las estrategias contra la resistencia del MV a los insecticidas, al igual que los factores sociales, las migraciones, el subdesarrollo económico y la falta de educación sanitaria en la población reactivaron las epidemias de malaria. En 2006, se reportaron en este país 26.609 pacientes (23).

El trasmisor del paludismo en México es la hembra de *Anopheles,* con sus especies *A. quadramaculatus, A. pseudopunctipennnis* y *A. alimanus* (12, 15). En el control y erradicación de los MV de la malaria se aplican DDT, clorobenceno, clordano, etcétera (27, 29). Uno de los principales problemas de su aspersión es el impacto negativo al ambiente, por eso se proponen otras estrategias de control de MV que sean ambientalmente seguras, como *Bti* (20).

II.3. Dengue

Se trata de una virosis humana causada por uno de los cuatro serotipos de *Flavovirus.* Es endémico de áreas tropicales y subtropicales de México y del mundo. Su existencia depende *Aedes aegypti.* Se reporta que la población humana infectada con dengue clásico (DC) es de 1.500 millones en 61 países, sin incluir las áreas donde se registró el tipo hemorrágico (DH), con 350 millones de enfermos (30). Un solo mosquito de 100 es suficiente para iniciar una epidemia. Es antropófilo estricto y tiene una mínima capacidad de vuelo horizontal o vertical, lo que favorece su adaptación a zonas urbanas y explica el aumento del DC en América en los últimos 25 años (23, 33).

La reciente introducción de *Aedes albopictus* en el continente americano complica esa situación, pues es un MV accesorio del DC en Asia. Además, se lo reportó en Brasil y en EE.UU. (1, 5, 15). Los primeros casos de DC en México se detectaron en Tapachula, Chiapas, en el sur del país, y en el estado norteño de Nuevo León, con varias epidemias en esa década. El DH es la forma más patógena, con un 40% de mortalidad infantil en México y el Caribe, en condiciones ambientales para que reaparezca en el futuro. La prevención del DC se intenta mediante el control de la propagación del MV, la que se favorece por cantidades ilimitadas de recipientes que son incubadores de sus larvas. El alto costo de la aspersión de insecticidas y el impacto negativo en los ecosistemas propician el empleo de nuevas alternativas en la erradicación del MV del DC y DH, como: *B. sphaericus, Bti* o algún otro producto a base de un actinomiceto, que actualmente se recomienda para matar selectivamente sus larvas en pos de la solución de este problema de salud pública mundial (18, 25).

II.4. Fiebre amarilla

Es una EI causada por un serotipo de *Flavivirus*. La fiebre amarilla (FA) es una forma selvática que existe entre los primates de África, Centro y Sudamérica y se transmite por el MV de bosques o matorrales. La versión urbana se produce por *A. aegypti,* en el que el virus es viable hasta 168 días después de incorporarlo de la sangre de un enfermo con FA. En un humano el período de incubación es de 3 a 6 días, con un inicio rápido de los síntomas, que se observan en una semana: fiebre, cefalea, dolor muscular, vómito y hemorragias (3, 31).

II.5. Control químico de mosquitos

Antes de la Segunda Guerra Mundial, los insecticidas disponibles eran compuestos inorgánicos y algunos orgánicos: arsenato de plomo, derivados del petróleo e insecticidas naturales, como los piretroides. Durante los últimos 30 años, se diseñaron los sintéticos por la guerra, al disminuir el suministro de derris y pelitre de los trópicos (10, 30).

La empresa suiza Geigy descubrió las propiedades del DDT. En Alemania, se sintetizaron los organofosforados e hidrocarburos aromáticos clorados, una fuente efectiva de insecticidas. En los primeros años de aplicación, fueron ideales en el control de plagas agrícolas y de salud pública en el mundo (16, 34) pero, en las décadas del cincuenta y del sesenta, surgieron problemas de resistencia en los artrópodos a estos plaguicidas. En promedio, 200 géneros son resistentes a uno o más plaguicidas, lo que explica nuevos brotes secundarios de plagas distintas a las originales, contra las que se había dirigido inicialmente el control. El rápido resurgimiento de los MV en los ochenta y finales de los noventa implicó un mayor número de aplicaciones con alta residualidad tóxica para los humanos, el ganado y la vida silvestre, con la consecuente contaminación del agua, el suelo y el aire. Además, el riesgo para quienes manipulan estas aplicaciones y el costo creciente en su fabricación favorecen la búsqueda de otras opciones ecológicas contra los MV (36).

La OMS sugirió a México un programa de erradicación de paludismo con DDT, en principio con campañas *antiaedes* y antipalúdicas y en los sitios inaccesibles, mediante la utilización de Dieldrin una vez al año (31, 33). Desde 1959, se detectó resistencia de *Anopheles albimanus y A. pseudopunctipennis* al plaguicida (35, 37). Luego, en 1963, esos anófelinos mostraron tolerancia al DDT (38, 39). Cuando *A. aegypti* se declaró erradicado de México, regresó en la década del setenta por el sudeste, con mayor tolerancia a organoclorados y orga-nofosforados (41). Al mismo tiempo se reportó su resistencia al insecticida en 20 géneros de *Aedes,* en 15 de *Culex* y en 5 de *Culiseta.* El comité de expertos en el área de la OMS señaló que en las especies de anófelinos existen más de 51 géneros de MV resistentes (18, 20), lo que apoya que su eliminación no se basa solo en insecticidas químicos, sino también en nuevos productos biológicos que no dañan el ambiente e inducen tole-rancia genética en los MV (3, 26).

En 1991, el Diario Oficial de la Federación publicó la prohi-bición y restricción de 40 plaguicidas indicados en el cuadro 1. La Asamblea Mundial de Salud recomendó nuevas alternati-vas de lucha antivectorial en el control biológico de MV de EI, a partir de las investigaciones de sus enemigos naturales. Los posibles candidatos se clasificaron en 5 grupos, en función de los resultados para su control. Las opciones se consideran en bajo, mediano o alto potencial, con mayores posibilidades de uso, como el pez larvívoro *Gambusia affinis* y *Bti.*

III. Control biológico: bacterias
que eliminan insectos-plaga o vectores

Las bacterias de ese tipo se dividen en dos grupos, de acuerdo con su impacto para eliminar IP o MV (4, 7):

a) **Patógenos obligados:** *Bacillus popillae* y *B. larvae* perte-necen a un grupo específico de un hospedero. Ninguna especie crece en medio de cultivo artificial. Ambos for-man esporas y cristales, como: *B. sphaericus* y *Bti.* Su principal propiedad fisiológica es la síntesis de toxinas de origen proteico, de acción intestinal única contra lar-vas de MV de EI (21).

b) **Patógenos facultativos de insectos-vectores o plaga:** *Pseudomonas aeruginosa, Achromobacter* spp y *Serratina* *mercences* son géneros y especies bacterianas que eliminan MV, pero que tienen patogenicidad potencial contra humanos, lo que los excluye como una alternativa segura en el control biológico de MV o IP (1, 5).

Desde 1984, la OMS seleccionó a *B. sphaericus* y *a Bti* H-14 por su efectividad en el control de larvas de MV. *Bti* se recomienda por su especificidad contra los MV, por su inocuidad y por la compatibilidad con otras formas químicas o biológicas. Una de sus propiedades claves es su manejo (15).

En el mercado mundial, se fabrican nuevas alternativas sobre la base de otros géneros de bacterias: actinomicetos y plantas, como lo muestra el cuadro 2 (9, 41). Hasta 1990, en México, se utilizaban biopesticidas de *Bti* contra lepidópteros, como se enumeran en el cuadro 3, y antilarvarios del tipo Vectobac y Bactimos, que tienen el inconveniente de que ninguno es efectivo en baja concentración, por eso previamente se recomienda realizar pruebas locales, regionales y nacionales de susceptibilidad con el MV. Se sugiere, asimismo, el seguimiento de los programas de control antivectorial con grupos interdisciplinarios de profesionales: biólogos, microbiólogos, biotecnólogos, epidemiólogos, médicos, etcétera, ya que sin una acción conjunta no es posible controlar MV (25, 30). Los casos de paludismo disminuyeron en la década del noventa, por ello es fundamental la planeación en las campañas antivectores para alcanzar el éxito esperado (18).

III.I. *Bacillus thuringiensis* var *israelensis*
EN EL CONTROL DE MOSQUITOS VECTORES

Generalidades:

La ubicación taxonómica de *Bti,* según el manual de Bacteriología Sistemática de Bergey es la siguiente (4, 6):

Reino: Procariote
División: II Firmicutes

Clase:	I Firmibacteria
Orden:	Eubacterias
Familia:	*Bacillaceae*
Género:	*Bacillus*
Especie:	*Bacillus thuringiensis* var. *israelensis*

La familia *Bacillacea* genera esporas de acuerdo con su forma y localización, y se divide en (9):

Grupo I

Estas especies producen una espora oval desde el centro hasta subterminal, sin deformación de la célula vegetativa. Las especies típicas son: *B. thuringiensis (Bt), B. cereus, B. anthracis,* etcétera (14). *Bt* es heterótrofa Gram positiva, aérobica, sintetiza uno o más cristales de actividad insectiva y tiene un ciclo de vida de dos fases: la vegetativa y la esporulada. En la primera, *Bt* es de forma bacilar con tamaño de 2-5 micras de largo por 1 micra de ancho, y la división celular es por fisión binaria. La segunda fase, de esporulación, se induce en condiciones adversas en el medio de cultivo, como la baja concentración de nutrientes, el pH ácido, la disminución de la humedad o la reducción del nivel del O2, etcétera (13, 22, 33).

Grupo II

Estas especies generan esporas esféricas terminales. Las representativas son: *Paenibacillus polimixa, Bacillus macerans, B. circulans* y *B. larvae.* La composición química de la cubierta de la espora de *Bt* le confiere termoresistencia y la protege contra la desecación, en un ambiente de nutrición con cristales de proteína. Según la variedad de *Bt,* el cristal o delta-endotoxina es insecticida contra larvas de lepidópteros, coleópteros y dípteros. Los genes responsables de su formación están codificados en plásmidos (1, 10).

Las variedades de *Bt* se clasifican a partir del antígeno flagelar denominado "H" y de ciertas pruebas bioquímicas: hidrólisis de caseína, producción de catalasa, reducción de nitratos, etcétera (2, 23). En general se acepta un mínimo de 24 serotipos y 33 variedades de *Bt,* enumeradas en el cuadro 4, que aumentan según nuevos descubrimientos del género y variedades (25, 27).

III.2. Métodos convencionales de recuperación e identificación de *Bt*

a) Fuentes de aislamiento:

La literatura reporta que *Bt* se detecta en el filoplano o en zona de influencia de los exudados foliares de árboles y vegetales domésticos: este es el nexo entre el ambiente de las plantas y los insectos (12, 13). Ahí existe la condición propicia para la proliferación de *Bt, en por ejemplo*: establos, graneros, molinos de granos, granjas de sericultura, insectos muertos y estiércol de aves, entre otros (14, 15).

b) Técnicas del aislamiento de *Bt:*

La recuperación de *Bt* de la naturaleza se inicia con muestras de suelos, insectos, granos, estiércol, etcétera, que se pasteurizan a 70 °C/10 min. Cada muestra se siembra en cajas de agar nutritivo, que se incuban a 30 °C/3 días. En la detección de colonias de *Bt,* se buscan típicas características morfológicas coloniales y microscópicas distintivas de la especie, como la colonia aplastada con bordes irregulares o su coloración entre blanca y amarilla tenue, entre otras (6, 16); mientras que la detección de esporas y cristales de *Bt* se realiza por observación al microscopio con una tinción simple o con una específica exclusiva de cristales (8, 11).

III.3. Importancia del aislamiento de nuevos *Bti* en México

Las razones económicas y ecológicas justifican los nuevos aislamientos de *Bti* con mejores propiedades bioinsecticidas contra MV, que eviten el pago de derecho de patentes (9, 39), *Bti* con alto nivel de toxicidad equivalente a cepas de valor comercial. Otra razón es obtener nuevos *Bti* eficaces en el control de IP/MV que la referencia *Bti* de patente (41). Es conveniente, por tanto, encontrar *Bti* que eliminen el mayor número de IP/MV. Hasta 1971, solo se reportaban cepas con toxicidad a lepidópteros del patotipo I. En ese año se informó que en Israel se aisló un *Bt* tóxico de mosquitos y genes del patotipo II. A fines de 1982, se aisló un *Bt* contra coleópteros del patotipo III (26). En el control de MV son indispensables recursos humanos y económicos que apoyen su producción industrial elaborados a base de *Bti,* en México al igual que en otros países subdesarrollados (18, 37).

III.4. Ecología de *Bt*

Este género bacteriano existe en diversos ecosistemas: bosques, selvas, sabanas y desiertos (34, 36). La espora de *Bt* sobrevive por años, germina y se multiplica como célula vegetativa en ambientes naturales (30). Su presencia se relaciona con una elevada densidad de los insectos saprobios o IP (27, 28). Por ejemplo, el número de esporas de *Bt* en graneros es alto, en comparación con otros hábitats que tienen diferentes condiciones ambientales de temperatura y humedad, y ausencia de radiación solar, lo que favorece la persistencia de las esporas en hábitats naturales y artificiales. Una investigación realizada en el agrosistema del Bajío guanajuatense, en México, analizó la existencia y la supervivencia de esporas de *Bt* en malezas; en hojas de frijol y maíz; en insectos saprobios; y en el suelo. Los resultados de ese trabajo revelaron la presencia de esporas de *Bt* en el filoplano de las malezas y de las plantas domésticas en suelo agrícola, lo que sugiere que tiene una amplia distribución natural, pero no en algunas de las familias de los insectos o anélidos del suelo (21, 32).

Las esporas de *Bt* en las hojas de maíz se detectaron hasta 4 días después de su aplicación (34) y en las hojas de frijol, lo que confirma que la radiación solar tiene efecto bactericida, a la vez que explica por qué solo en los graneros de ambientes cerrados es posible que las esporas de *Bt* infecten larvas de IP susceptibles para que las enfermen y causen una epizootia (1, 8).

IV. Toxinas y mecanismos de acción de *Bt*

La investigación de la bioquímica de *Bt* reporta que el cristal tiene regiones responsables de su toxicidad, sobre la base de la composición química de esas subunidades de proteína que son susceptibles a la actividad enzimática, como la tripsina, que existe en el intestino de los insectos (39). Las enzimas digestivas de los IP hidrolizan cristales y la cubierta de la espora, razón para que en el intestino haya daño en sus células epiteliales (37), en especial, las de tipo cuboides, que se deterioran. Así se provoca la dilatación de la cisterna del retículo endoplásmico rugoso con dispersión de los ribosomas, aunque los núcleos no se afectan. Las mitocondrias se hinchan, y estos cambios fisiológicos causan un insuficiente transporte de iones, que agota el adenosin trifosfato (ATP) disponible o energía celular. Se induce la vacuolización celular, el hinchamiento y la lisis celular (5, 10). El IP muere en menos de una hora, o en varios días, en función de la dosis ingerida; mientras tanto, la larva sufre parálisis y muerte (40).

V. Aplicación del bioinsecticida a base de *Bti* en el campo y su evaluación

Hasta 1978, no se habían fabricado insecticidas microbianos para eliminar IV, de valor médico y veterinario. Desde el descubrimiento de Bti, se elaboran a escala industrial (19, 23, 33). *Bti* es una mezcla de esporas y cristales que provocan la muerte de larvas de culícidos y simúlidos (30, 32). El modo de acción del complejo espora-cristal de *Bti* tiene semejanza con los insecticidas convencionales, con la diferencia de que, en los agentes químicos, exige un control de calidad del ingrediente activo, al igual que sus propiedades físicas y químicas (17, 19). En *Bti* la concentración de esporas y cristales es su principio activo, analizado por un bioensayo que compara la toxicidad de ese aislado contra la de referencia internacional, conocida como *Bt* var *kurstaki* o de *Bti* H-14 (21, 31, 41).

Se evita la pérdida de toxicidad de *Bti* H-14 en el almacenamiento y se vende como polvo para una emulsión de polvo humectable y granular en el control de larvas de MV filtradoras en ambientes acuáticos que eliminen el riesgo de transmisión de EI humanas (40).

El uso de un microorganismo o de sus metabolitos en cantidades industriales en el control de MV no debe ser de riesgo ambiental. La OMS diseñó un esquema de 3 fases, que evalúa la efectividad y la seguridad de productos biológicos en el control de IP o MV, en zonas agrícolas forestales y urbanas, etcétera. Este esquema considera: 1) no causar enfermedad al hombre, mamíferos u otras formas de vida superiores; 2) no provocar alergias; 3) ningún tipo de carcinogénesis, como los dos tipos de cristales que *Bti* H-14 genera (23, 33).

a) Ventajas del bioinsecticida

- Presenta una elevada especificidad en el control de larvas de las familias: *Culicidae, Simulade y Psichodidae.*
- Garantiza la seguridad ambiental, ya que no afecta negativamente a mamíferos u otros organismos diferentes a los MV, a excepción del culícido *Toxorhynchites* spp, depredador de larvas de mosquitos (13).

- Tiene elevada toxicidad contra MV, en especial contra los dípteros.
- *Bti* es compatible con otras formas de control químico y biológico de MV.
- En los MV no induce inmunidad humoral o celular, ni resistencia en los insectos (19).

b) Desventajas en el uso de *Bti*

- No tiene efecto residual.
- Su alta especificidad para eliminar exclusivamente MV de dípteros limita su manufactura contra otros insectos plaga.
- Su alto costo de producción no es atractivo para gobiernos interesados en fabricarlos masivamente, de ahí que haya investigación para reducir los costos en su escalonamiento industrial.
- Sus formulaciones tienen eficacia variable contra MV, pues no es un producto biológico sujeto a los cambios del ambiente.

VI. Producción industrial de *Bti*

Un aspecto importante de *Bti* es su fabricación a escala comercial con elevada toxicidad contra MV en zonas agrícolas y urbanas, así se diseñan medios de cultivo con composición química de bajo costo para dos clases de *Bti*; cepas de colección o aislados de zonas específicas donde se planea aplicar (1, 10).

La producción de *Bti* se inicia con un inóculo que se propaga en un medio de cultivo o de fermentación de mínimo costo, que asegura cristales tóxicos contra MV. El medio de crecimiento considera una fuente de carbono en suficiente concentración de proteínas para la síntesis de la endotoxina de uno o más factores de enriquecimiento sobre la base de vitaminas del complejo B y de los minerales que aumenten la toxicidad de los cristales de *Bti* contra MV. También se recomiendan fuentes de nutrientes accesibles y baratas, que reduzcan costos de producción del bioinsecticida (21) a base de melaza, derivados subproductos de pescado, de líquido remojo de maíz, etcétera (11). Un parámetro clave en la producción de *Bti* es el conteo de cristales y esporas, además del consumo de azúcares reductores del cambio de pH, así como la calidad del complejo espora-cristal recuperado por la técnica de coprecipitación con lactosa y acetona (15). Este método tiene que modificarse por su elevado costo, por ello se investigan otras técnicas más baratas que aseguren la expansión en el mercado mundial de los bioinsecticidas de *Bti* (40, 41).

VII. Avances biotecnológicos en la utilización de *Bti*

La bacteria *Bti* es fácil de cultivar, de manipular genéticamente. En los últimos 20 años, la biotecnología basada en las propiedades del genoma generó bioinsecticidas de *Bti* con propiedades adecuadas al ambiente contra MV (1). Como, por ejemplo, el complejo de cristales y esporas encapsulados o expresados en otras bacterias nativas acuáticas, en plantas transgénicas, etcétera (1, 30), con resultados de excelentes a nulos en el control de MV, pero con el inconveniente de liberar genes en el ambiente de *Bti* en la naturaleza. Esto es un riesgo para otros insectos que, sin ser MV o IP, son susceptibles. Esta cuestión podría impactar negativamente en la diversidad de ese reino, con un pronóstico reservado (37, 39), y sin que hasta el momento haya forma precisa de establecer su destino en la naturaleza, lo que constituye un riesgo ecológico que no es posible calcular. En el siguiente párrafo se dan algunos ejemplos (6, 7).

VII.1. LAS PERSPECTIVAS EN LA INVESTIGACIÓN DE BIOINSECTICIDAS CON BASE EN *BTI*.

Un aspecto básico en la biotecnología de *Bti* es incrementar la toxicidad de las cepas comerciales por selección de plásmidos con los genes que codifican en la síntesis de delta-endotoxina o de cristales, así como la elaboración de bioinsecticidas con actividad inespecífica en la eliminación de dos o más grupos de MV. La compañía Ecogen mezcló un gen del patotipo I con el III en el producto Foil, que es activo simultáneamente contra lepidópteros y coleópteros (20, 21). Se realiza la optimización de la fermentación de *Bti* con aislados o cepas receptoras de genes, que codifican en la síntesis de proteínas tóxicas en una de las especies de *Bacillus* más comunes: *B. subitlis,* que esporula en un mínimo de tiempo, acorta el período de reproducción y genera un ahorro de insumos, con una mayor fabricación de esporas y cristales de alta toxicidad contra MV (22). Otra firma, Mycogen Inc., de San Diego, EE.UU., por transferencia genética similar usó *Pseudomonas* en la que sintetiza la delta-endotoxina, que se pega a su pared celular y a la vez protege el cristal con una cubierta natural que mejora el control de MV en ambientes acuáticos naturales (33).

La transformación genética de algas del fitoplancton de agua dulce es otra opción en la eliminación de MV. Este es un producto de Plant Genetic Systems, que implantó los genes de la delta-endotoxina en la cianobacteria del género *Synechocchocus* para que, cuando la larva del MV la ingiera, se intoxique y muera (23, 24). No obstante, se requiere investigación de campo que analice la inocuidad de la cianobacteria transgénica y de otros productos similares contra animales o plantas para dar oportunidad a la aplicación de nuevos bioinsecticidas en el control de MV (41).

VIII. Conclusiones

Para la erradicación de EI transmitidas por MV, como el paludismo, el dengue y la fiebre amarilla, en México y otros países se usan insecticidas químicos organoclorados y organofosforados a los que los MV desarrollan resistencia. Otra opción ecológica para su exterminio es el empleo de *Bti* para el manejo integrado de este tipo de plagas en zonas urbanas y rurales. El aislamiento de nuevos *Bti,* o de microorganismos análogos con toxicidad contra MV, es importante para un ambiente en equilibrio. Es necesario también en salud pública, según las posibilidades económicas de los países en vías de desarrollo, para la prevención de EI, que perjudican no solo la economía de estas naciones, sino que ponen en riesgo su presente y el futuro de la sociedad humana.

Agradecimientos

A la CIC-UMSNH (2009) por el apoyo económico. A Jeanneth Caicedo Rengifo por la escritura y redacción.

IX. Bibliografía

1. Downing, K.J., Leslie, G., y Thomson, A. (2000). "Biocontrol of the sugarcane borer Eldana saccharina by expression of the *Bacillus thuringiensis* cryIAc7 and Serratia mrcescens chiA genes in sugarcane-associated bacteria". *Appl. Environ Microbiol.* (66), pp. 2804-2810.

2. Haq, S., Bhatt, R.M., Vaishnav, K.G. y Yadav, R.S. (2000). "Field evaluation of biolarvicides in Surat city, India". *J Vector Borne Dis* (41), pp. 61-66.

3. Dominic, Amalraj, D., Sahu, S.S., Jambulingam, P., Boopathi Doss P.S. Kalyanasundaram, M. y Das, P.K. (2000). "Efficacy of aqueous suspension and granular

formulations of *Bacillus thuringiensis* (Vectobac) against mosquito vectors". *Acta Trop.* (75), pp. 243-246.

4. Arredondo-Jiménez, J.I. y Valdez-Delgado, K.M. (2006). "Effect of Novaluron (Rimon 10 EC) on the mosquitoes *Anopheles albimanus, Anopheles pseudopunctipennis, Aedes aegypti, Aedes albopictus and Culex quinquefasciatus* from Chiapas, Mexico". *Med Vet Entomol.* (20), pp. 377-387.

5. Shililu, J.I., et ál. (2003). "Efficacy of *Bacillus thuringiensis var israelensis, Bacillus sphaericus* and *temephos* for managing *Anopheles larvae* in *Eritrea*". *J. Am. Mosq. Assoc.* (19), pp. 251-258.

6. Gunasekaran. K., Doss, P.S. y Vaidyanathan, K. (2004). "Laboratory and field evaluation of Teknar HP-D, a biolarvicidal formulation of *Bacillus thuringiensis sp. israelensis*, against mosquito vectors". *Acta Trop.* (92), pp. 109-118.

7. Mittal, P.K. (2003). "Biolarvicides in vector control: challenges and prospects". *J. Vector Borne Dis.* (4), pp. 20-32.

8. Kalyanasundaran, M. et ál. (2003). "Efficacy of two organophosphorus insecticides, Reldan & Dursban against the *larvae of Culex quinquefasciatus*". *Indian J Med Res.* (117), pp. 25-129.

9. Mittal, P.K, Adak, T. y Batra, C.P. (2001). "Comparative toxicity of selected formulations against *Anopheles stephensi Liston* and *Aedes* aegypti". *Linn. J Commun Dis* (33), pp.116-220.

10. Yap, H.H., Lee, Y.W. y Zairi, J. (2002). "Indoor thermal fogging against vector mosquitoes with two *Bacillus thuringiensis israelensis* formulations, Vectobac ABG 6511 water-dispersible granules and Vectobac 12AS liquid". *J Am Mosq Control Assoc* (18), pp. 98-102.

11. Russell, T.L., Brown, M.D., Purdie, D.M., Ryan, P.A. y Kay, BH. (2003). "Efficacy of Vecto Bac (*Bacillus thurin-

giensis variety israelensis) formulations for mosquito control in Australia". *J Econ Entomol.* (96), pp. 1786-1789.

12. Hallmon, C.F., Schreiber, E.T., Vo, T. y Bloomquist, A. (2000). "Field trials of three concentrations of Laginex as biological larvicide compared to Vectobac-12AS as a biocontrol agent for *Culex quinquefasciatus*". *J Am Mosq Control Assoc.* (16), pp. 5-8.

13. Batra, C.P., Mittal, P.K. y Adak, T. (2000). "Control of *Aedes aegypti* breeding in desert coolers and tires by use of *Bacillus thuringiensis var. israelensis* formulation". *J Am Mosq Control Assoc.* (16), pp. 321-323.

14. Xue, R.D., Barnard, D.R. y Ali, A. (2003). "Laboratory evaluation of 18 repellent compounds as oviposition deterrents of *Aedes albopictus* and as larvicides of *Aedes aegypti, Anopheles quadrimaculatus* and *Culex quinquefasciatus*". *J Am Mosq Control Assoc.* (19), pp. 397-403.

15. Batra, C.P., Mittal, P.K., Adak, T. y Ansari, M.A. (2005). "Efficacy of IGR compound Starycide 480 SC (Triflumuron) against mosquito larvaein clear and polluted water". *J Vector Borne Dis.* (42), pp. 109-116.

16. Sharma, S.N., Shukla, R.P., Mittal, P.K., Adak, T. y Kumar A. (2003). "Efficacy of a new formulation of *Bacillus thringiensis var israelensis* (Bti) in laboratory and field conditions of Kumaun foothills of Uttaranchal, India". *J Commun Dis.* (35), pp. 290-299.

17. Ansari, M.A., Razdan, R.K. y Sreehari, U. (2005). "Laboratory and field evaluation of Hilmilin against mosquitoes". *J Am Mosq Control Assoc.* (21), pp. 432-436.

18. Lee, Y.W., Zairi, J., Yap, H.H. y Adanan, C.R. (2005). "Integration of *Bacillus thuringiensis* H-14 formulations and pyriproxyfen for the control of larvae of *Aedes aegypti* and *Aedes albopictus*". *J Am Mosq Control Assoc.* (21), pp. 84-89.

19. Ansari, M.A., Mittal, P.K., Razdan, R.K., Dhiman, R.C. y Kumar, A. (2004). "Evaluation of pirimphos-methyl (50% EC) against the immature of *Anopheles sthephensi/ An. culcifacies* (malaria vectors) and *Culex quinquefasciatus* (vector of bancroftian filariasis)". *J Vector Borne Dis.* (41), pp. 10-16.

20. Mahilum, M.M., Ludwig, M., Madon, M.B. y Becker, N. (2005). "Evaluation of the present dengue situation and control strategies against *Aedes aegypti* in Cebu City, Philippines". *J Vector Ecol.* (30), pp. 277-283.

21. Baruah, K. (2004). "Laboratory bio-assay of temephos and fenthion against some vector species of public health importance". *J Commun Dis.* (36), pp. 100-104.

22. Dua, V.K., Pandey A.C., Alam, M.E. y Dash, A.P. (2006). "Larvicidal activity of *Hibiscus abelmoschus Linn (Malvaceae)* against mosquitoes. *J Am Mosq Control Assoc.* (22), pp. 155-157.

23. Bond, J.G., Marina, C.F. y Williams, T. (2004). "The naturally derived insecticide spinosad is highly toxic to *Aedes* and *Anopheles mosquito larvae*. *Med Vet Entomol* (18), pp. 50-56.

24. N'Guessan, R., Darriet, F., Doannio, J.M., Chandre, F. y Carnevale, P. (2001). "Olyset Net efficacy against pyrethroid-resistant *Anopheles gambiae* and Culexquinquefasciatus after 3 years' field in use in Cote d'Ivoire". *Med Vet Endomol* (15), pp. 97-104.

25. Mulla, M.S., Thavara, U., Tawatsin, A. y Chompoosri, J. (2004). "Procedures for the evaluation of field efficacy of slow-release formulations of larvicides against *Aedes aegypti* in water-storage containers". *J Am Mosq Control Assoc.* (20), pp. 64-73.

26. Coto, M.M., Lazcano, J.A., de Fernández, D.M. y Soca, A. (2000). "Malathion resistance in *Aedes aegypti* and *Cu-*

lex quinquefasciatus after its use in *Aedes aegpypti* control programs". *J Am Mosq Control Assoc.* (16), pp. 324-330.

27. Yap, H.H., Lee, Y.W., Zairi, J., Jahangir, K. y Adanan, C.R. (2001). "Indoor thermal fogging application of pesguard FG 161, a mixture of d-tetramethrin and cyphenothrin, using portable sprayer against vectormosquitoes in the tropical environment". *J Am Mosq Control Assoc.* (17), pp. 28-32.

28. Guillet, P. et ál. (2001). "Combined pyrethroid and carbamate 'two-in-one' treated mosquito nets: field efficacy against pyrethroid-resistant *Anopheles gambiae* and *Culex quinquefasciatus*". *Med Vet Entomol* (15), pp. 105-112.

29. David, J.P., Tilquin, M., Rey, D., Ravanel, P. y Meyran, J.C. (2003). "Mosquito larval consumption of toxic arborescent leaf-litter, and its biocontrol potential". *Med Vet Entomol* (17), pp. 151-157.

30. Pal, M.K. y Tandon, N. (2001). "Field evaluation of *Bacillus thuringiensis var. israelensis* (Bacticide) against *Anopheles stephensi* breeding in Calcutta city". *J Commun Dis.* (33), pp. 143-146.

31. Batra, C.P., Mittal, P.K., Adak, T. y Subbarao, S.K. (2006). "Efficacy of Agnique MMF monomolecular surface film against *Anopheles stephensi* breeding in urban habitats in India". *J Am Mosq Control Assoc.* (22), pp. 426-432.

32. Paily, K.P. y Balaraman, K. (2000). "Susceptibility of ten species of mosquito *larvae* to the parasitic nematode *Romanomermis iyengari* and its development". *Med Vet Entomol* (14), pp. 426-429.

33. Rongsriyam, Y. et ál. (2006). "Formulation of tables from the crude extract of *Rhinacanthus nasutus* (Thai local plant) against *Aedes aegypti* and *Culex quinquefasciatus larvae:* a preliminary study". *Southeast Asian J Trop Med Public Health* (37), pp. 265-271.

34. Seif, A.I., y Shaarawi, F.A. (2003). "Preliminary field trials with *Culicinomyces clavosporus* against some Egyptian mosquitoes in selected habitats". *J Egypt Soc Parasitol* (33), pp. 291-304.

35. Dondji, B. et ál. (2005). "Assessment of laboratory and field assays of sunlight-induced killing of mosquito *larvae* by photosensitizers". *J Med Entomol* (42), pp. 652-656.

36. Thomas, T.G., Rao, S., y Lal, S. (2004). "Mosquito larvicidal properties of essential oil of an indigenous plant, *Ipomoea cairica* Linn". *Jpn J Infect Dis.* (57), pp. 176-177.

37. Gunasekaran, K., Prabakaran, G., y Balaraman, K. (2002). "Efficacy of a floating sustained release formulation of *Bacillus thuringiensis sp. israelensis* in controlling *Culex quinquefasciatus larvae* in polluted water habitats". *Acta Trop.* (83), pp. 241-247.

38. Vilarinhos, P.T. y Monnerat, R. (2004). "Larvicidal persistence of formulations of *Bacillus thuringiensis var. Israelensis* to control larval *Aes aegypti. J Am Mosq Control Assoc.* (20), pp. 311-314.

39. Brown, I.D., Watson, T.M., Carter. J., Purdie, D.M. y Kay, B.H. (2004). "Toxicity of VectoLex (*Bacillus sphaericus*) products to selected Australian mosquito and nontarget species". *J Econ Entomol* (97), pp. 51-58.

40. Nayar, J.K., Ali, A. y Zaim, M. (2002). "Effectiveness and residual activity comparison of granular formulations of insect growth regulators pyriproxyfen and s-methoprene against Florida mosquitoes in laboratory and outdoor conditions". *J Am Mosq Control Assoc.* (18), pp. 196-201.

41. Ansari, M.A., Sreehari, U., Razdan, R.K. y Mittal, P.K. (2006). "Bioefficacy of Olyset nets against mosquitoes in India". *J Am Mosq Control Assoc.* (22), pp. 102-106.

Phytophtora infestans: un agente infeccioso vegetal y sus consecuencias en la historia de dos naciones

Juan Manuel Sánchez-Yáñez,
Javier Anselmo Villegas Moreno y
Nabanita Dasgupta-Schuber

Contenido

Juan Manuel Sánchez Yáñez

Resumen

Phytophtora infestans es responsable de pérdidas agrícolas de consideración en la historia humana de los últimos 200 años. El objetivo de este breve ensayo es analizar el impacto negativo de *P.infestans,* que causó la pobreza y el abandono de Irlanda, y que en la actualidad, es una enfermedad de vegetales con riesgo de usarse como arma biológica en bioterrorismo.

Palabras clave: prevención fitosanitaria, pobreza, dictadura, política.

I. Introducción y antecedentes

Los vientos tropicales del océano llegan al condado de Donegal, en Irlanda, donde las zonas agrícolas son verdes por la corriente del Golfo proveniente del mar Caribe, y donde la nieve y el frío intenso son raros. El viento tropical transportó, en el verano de 1845, una enfermedad causada por un Oomiceto que, para la nueva taxonomía en biología, basada en herramientas genéticas, como el ARN ribosomal, es en realidad un alga fitopatógena llamada *Phytophtora infestans.* Esta epifitia destruyó el total de la producción de papa de Irlanda y causó la muerte de un millón y medio de personas en un país de ocho millones. Un millón de habitantes emigró a los EE.UU., mientras que otra parte de la población partió a Canadá y a Australia (18, 23). La enfermedad también fue conocida como el "tizón tardío" y tuvo un impacto negativo de tal magnitud, que modificó de manera radical la historia de Irlanda, e indirectamente la del mundo (19). Paradójicamente, *P. infestans,* que acabó con la cosecha de la papa de ese país, provenía de los EE.UU., cruzó el Atlántico en la bodega de un barco y, de esa forma, infectó al tubérculo en esa área de Europa (20, 21).

II. El *TIZÓN TARDÍO* ATACA LA PAPA DE IRLANDA

La primera señal del tizón tardío del tubérculo se reportó en agosto de 1845 en la isla de Wright en el canal de la Mancha. La papa se pudría en las zonas agrícolas (24). Tres años antes, *P. infestans* había aparecido en los EE.UU., ahí destruyó la totalidad de la cosecha de este tubérculo. Sin embargo, ni este ni otros informes referentes al también conocido como *"Mildium de la papa"*, en Gran Bretaña, Holanda y Francia, fueron suficientes para movilizar al gobierno irlandés sobre su gravedad. Este tubérculo era afectado generalmente por plagas y enfermedades desde años previos. No obstante, los agricultores irlandeses las superaron sin problema y se recuperaban de las pérdidas económicas (19). En la década de 1840-1850 la papa era la base de la alimentación de los irlandeses; de hecho, era lo único sólido que consumían, por eso los suelos cultivables de esta nación tenían que dividirse tanto que las parcelas medían menos de una hectárea. La papa se cultivaba en cualquier lugar, incluso, en las orillas de las ciénagas. En contraste, los mayores y mejores terrenos se reservaban para cultivos vegetales comerciales, como el trigo y la avena, que los irlandeses vendían exclusivamente para pagar la renta del suelo a los terratenientes ingleses (17, 18).

II.1. CONDICIÓN LEGAL DE LAS ZONAS PRODUCTIVAS DE PAPA EN IRLANDA

Según las leyes británicas, el terrateniente era un amo en el sentido estricto de la palabra. Tenía el derecho de desahuciar a los campesinos irlandeses, que no alcanzaban el nivel de producción de papa que se les demandaba a voluntad, a pesar de que la Cámara de los Comunes señaló que ello "equivalía a una sentencia de muerte por tortura lenta"; sin embargo, esta ley estaba únicamente a favor de los ricos ingleses, dueños de los suelos de Irlanda (22, 23).

III. *Phytophtora infestans* infecta el cultivo de papa y destruye la economía de Irlanda

En 1845, en los suelos de este país, sopló una húmeda brisa marina que transportaba las esporas de *P. infestans*. En Europa, en agosto de ese año, hubo informes de una "temible enfermedad de la papa". En septiembre, el director de una gaceta de horticultura y jardinería anunció: "Informamos que la plaga del tubérculo llegó a nuestro país con la pérdida total de la producción de papa en Dublín" (1, 10). Los campesinos veían en la mañana que sus plantas de papa estaban con las hojas y los tallos flácidos, debido a *P. infestans, y* mostraban una película blanca, uno de los primeros síntomas del tizón tardío. Al observarse en el microscopio, esa sustancia blanquecina era una densa red de filamentos y esporas en forma de pera (12, 13). Este fitopatógeno era estimulado por el aire húmedo y la temperatura cálida, que inducen la multiplicación de esas esporas, luego de ser transportadas por el viento, la lluvia y las herramientas agrícolas de trabajo hasta las zonas agrícolas de producción de papa. De esa manera se diseminaban en cultivos de tubérculo sano en un tiempo relativamente corto (5, 7). Otros síntomas iniciales en las hojas de papa eran la aparición de manchas de color verde claro u oscuro, que se transformaban en necróticas cuando el tizón tardío era grave y se observaban también en el envés de las hojas (2, 8, 10). *P. infestants,* conocido también como el *"Moho velloso blanco",* provocó un gran daño en otros cultivos vegetales, con el incremento de la temperatura entre 32 °C y 40 °C, aunado a la elevada humedad, mayor del 70%. En el tubérculo aparecía una podredumbre seca de color marrón, que avanzaba hacia el interior; luego se detectaba un color más oscuro con una textura granulada; de esa manera fue como la epifitia de *P. infestans* comenzó en los suelos agrícolas de Irlanda y causó la Gran Hambruna de ese país (14, 15). Un año después, los agricultores aprendieron que los tubérculos aparentemente sanos estaban enfermos, por lo que al sembrarlos apenas producían algunas papas (9, 11). En 1845, ya había miseria en Irlanda cuando se reportó la epifitia del tubérculo por *P. infestans*. En agosto de 1846, un informe destacó "que de Cork a Dublín se observaba la papa sana con abundante cosecha, al regresar el 3 de agosto de ese año toda estaba putrefacta" (16, 24).

IV. Impacto económico, político y social de *P. infestans* en Irlanda

Entorpecido por la burocracia, el gobierno británico respondió a la epifitia de *P. infestans* en Irlanda con programas de auxilio desorganizados e intermitentes. Al principio las leyes eran barreras que prohibían importar cereales a Irlanda. La intención original fue obvia: agravar el hambre de los agricultores en ese país. El primer ministro Robert Peel luchó por abolir esas leyes y lo logró, pero perdió su empleo. Terratenientes e intermediarios embarcaban los cereales y el ganado de Irlanda a Inglaterra. Irónicamente, los hambrientos alimentaban a los ricos. Otra injusta idea de los dueños ingleses era que si se ayudaba a los irlandeses, estos se volverían "perezosos y dependientes". El gobierno de Peel realizó proyectos de obras públicas, pero les pagaba a los trabajadores de Irlanda menos de lo que necesitaban para alimentar a sus familias. El Decreto de Auxilio a los Pobres de 1847, negaba, sin embargo, ayuda a todo hombre que rentara un terreno mayor de 1.000 m2, aun cuando esa extensión no generara más que plagas agrícolas y problemas para los agricultores (2, 6). Irlanda era un país dominado por un ejército de ocupación. Los ricos terratenientes ingleses no visitaban sus propiedades en más de un año. Para ellos sus arrendatarios ingleses no eran humanos, en consecuencia, centenares eran desahuciados, y sus chozas destruidas para convertir esos lugares en suelos de cultivo de papa o en agostaderos (7, 9).

En 1847, hubo buena cosecha del tubérculo, la miseria disminuyó, pero *P. infestans* regresó el siguiente año. Así la pobreza fue mayor con el hambre de la población, y hubo devastadoras epidemias de tifus, cólera y escorbuto (18, 20). No obstante, Lord John Russell, sucesor de Peel, culpó a los irlandeses por depender de la cosecha de papa (10). Entre los sobrevivientes hubo un hondo rencor contra la política inglesa, aunado al daño de *P. infestans,* Irlanda perdió por completo su modo de vida original antes de la Gran Hambruna. No había oficio en el mundo que un irlandés no fuese capaz de realizar. Ahí vivían los mejores tejedores, albañiles, carpinteros, techadores y toda clase de artesanos. Años después de la epifitia de *P. infestans,* no quedó nadie y la vida de este país jamás fue la misma en ningún sentido (11).

IV.1. *P. INFESTANS* EXPULSA A LOS IRLANDESES Y ESTOS EMIGRAN A AMÉRICA

En 1840, como consecuencia de la epifitia de *P. infestans* en Irlanda, los EE.UU. tuvieron la primera inmigración europea de 1.6 millones de irlandeses. La mitad eran campesinos. Otros 900.000 se registraron en la siguiente década para poblar las ciudades del noreste de ese país, en especial Boston y Filadelfia. En 1860, Nueva York era "la mayor ciudad irlandesa del mundo" (16, 17). Aunque la vida para esa gente en los EE.UU. no fue fácil, vivían en sitios rentados, generalmente hacinados. Les era difícil conseguir un empleo estable porque en su mayoría eran obreros no calificados y semialfabetizados que, además, enfrentaron un fanatismo anticatólico (20). Producto de siglos de régimen británico represor en esta ex colonia de Inglaterra y de la epifitia de papa causada por *P. infestans,* ambos factores impidieron el progreso de Irlanda, mientras que en los EE.UU., los irlandeses fueron la mano de obra más disponible y barata para construir canales de riego y ferrocarriles. Las mujeres trabajaron como sirvientas o costureras, sus hijos aceptaban cualquier empleo y de esa forma subsistían, con lo que, eventualmente, lograban enviar algo de dinero a Irlanda. No obstante, estos inmigrantes aportaron su capacidad de organización social y política a los EE.UU., que cambió diametralmente y se convirtió en la potencia mundial moderna (5, 7, 15).

V. La perspectiva del tizón tardío de la papa

El tizón tardío ha sido una de las enfermedades infecciosas fitosanitarias más importantes en el mundo y lo continúa siendo, por su poder de destrucción en plantas como la papa. Este agente fitopatógeno puede ser usado como un arma biológica. Reportes al respecto suponen que algunas epifitias en países de economía basada en la agricultura fueron provocadas por actos de bioterrorismo con *P. infestants.* Por ello los gobiernos del mundo deben establecer restricciones legales que eviten el uso de esta clase de enfermedad infecciosa en vegetales como arma biológica, en especial modificada por ingeniería genética, lo que podría tener efectos catastróficos en la producción agrícola de alimentos a nivel mundial y que causaría hambre y miseria como sucedió en Irlanda (13).

Juan Manuel Sánchez Yáñez

VI. Conclusión

Las enfermedades infecciosas humanas animales o vegetales, se asocian, comúnmente, con problemas económicos, políticos y sociales. *P. infestans* causó un impacto negativo en Irlanda y es un ejemplo de que no es posible separar el progreso económico de la salud, como tampoco la miseria de la enfermedad. La repartición de la riqueza debe ser equitativa, y las leyes deben apoyar una verdadera calidad de vida humana. Contrariamente a lo sucedido en Irlanda, donde el efecto nocivo del tizón tardío generó un grave daño en la economía y sociedad de Irlanda, a la vez que cambió el rumbo de los EE.UU.

Agradecimientos

A Jeanneth Caicedo R. por su trabajo secretarial; al proyecto 2.7 de la CIC-UMSNH (2010) por el apoyo económico recibido.

VII. Bibliografía

1. O'Callaghan, M. (2006). *BASF plans 5 year GMO potato experiment near Hill of Tara*[en línea]. En: <http://www.indymedia.ie/article/73989>.
2. Prescott, V.E. et ál. (2005). "Transgenic expression of bean alpha-amylase inhibitor in peas results in altered structure and immunogenicity". *J Agric Food Chem.* (53), pp. 9023-9030.
3. Deacon, J. (2006). *The Microbial World: Potato blight-Phytohthora infestans* [en línea]. En: <http://helios.bto.ed.ac.uk/bto/microbes/blight.htm>.
4. Bradshaw, J.E., Bryan, G.J., Lees, A.K., McLean, K. y Solomon-Blackburn, R.M. (2006). "Mapping the R10 and R11 genes for resistance to late blight (*Phytophthora infestans)* present in the potato *(Solanum tuberosum)* R-gene differentials of Black". *Theor Appl Genet.* (5), pp.1-8.

5. Naess, S.K., Bradeen, J.M., Wielgus, S.M., Haberlach, G.T., McGrath, J.M. y Helgeson, J.P. (2001). "Analysis of the introgression of *Solanum bulbocastanum* DNA into potato breeding lines". *Mol Genet Genomics* (265), pp. 694-704

6. Staples, R. (2004). "Race nonspecific resistance for potato late blight". *Trends in Plant Sciences* (9), pp. 5-6.

7. Van der Vossen, E. et ál. (2003). "An ancient R gene from the wild potato species *Solanum bulbocastanum* confers broad-spectrum resistance to in cultivated potato and tomato". *Plant J.* (36), pp. 867-882

8. Van der Vossen, E.A. (2005). "The Rpi-blb2 gene from *Solanum bulbocastanum* is a Mi-1 gene homolog conferring broad-spectrum late blight resistance in potato". *Plant J.* (44), pp. 208-222.

9. BASF *Plant Sciences Notification for the release into the environment of genetically modified potatoes with improved resistance to Phytopthera infestans* (2006-2010).

10. Belkhadir, Y., Subramaniam, R. y Dangl, J.L. (2004). "Plant disease resistance protein signaling: NBS-LRR proteins and their partners". *Curr Opin Plant Biol.* (7), pp. 391-399.

11. Huitema, E., Bos, J.I., Tian, M., Win, J., Waugh, M.E. y Kamoun, S. (2004). "Linking sequence to phenotype in *Phytophthora-plant interactions*". *Trends Microbiol.* (12), pp. 193-200.

12. SeedQuest. (2005). *Central information website for the global seed industry Deliberate release into the E.U. environment of GMOs for any other purposes than placing on the market: Potato with improved resistance to Phytophthora infestans - BASF Plant Science GmbH* [en línea]. <http://www.seedquest.com/News/releases/2005/october/13818.htm>.

13. Information Systems for Biotechnology Search Results of the Field Test Release Permits Database for the U.S late blight disease potato. (2005) [en línea]. En: <http://www.nbiap.vt.edu/cfdocs/fieldtests3.cfm>.

14. Song, J. et ál. (2003). "Gene RB cloned from *Solanum bulbocastanum* confers broad spectrum resistance to potato late blight". *Proc Natl Acad Sci USA*. (100), pp. 9128-9133.

15. Helgeson, J. (2004). "Potato genes for late blight". *US patent Application Publication*US2005/0204419A.

16. Connolly, S.J., et ál. (1989). *A New History of Ireland V: Ireland Under the Union I 1801-1870*. Oxford, Inglaterra: W.E. Vaughan Edition, Clarendon Press.

17. Davis, G. et ál. (1997). *The Meaning of the Famine*. Londres: Patrick O'Sullivan Edition, Leicester University Press.

18. Kinealy, Ch. (1997). *A Death-Dealing Famine: The Great Hunger in Ireland*. Londres: Pluto Press.

19. McDowell, R.B. et ál. (1994). *The Great Famine: Studies in Irish History, 1845-52*. Dublin: R. Dudley Edwards – T. Desmond Williams Edition, Lilliput Press.

20. Mokyr, J. (1983). *Why Ireland Starved: A Quantitative and Analytical History of the Irish Economy, 1800-1850*. Londres: George Allen & Unwin.

21. Ó'Gráda, C. (1993). *Ireland Before and After the Famine: Explorations in Economic History, 1800-1925*.Manchester, Inglaterra: Manchester University Press.

22. Woodham-Smith, C. (1962). *The Great Hunger*. Londres: Hamish Hamilton.

23. Mintz, S. (2003) [en línea]. En: <http://www.digitalhistory.uh.edu/historyonline/irishpotatofamine.cfm>.

24. O'Snodaigh, A. (1997). *The Irish Holocaust An Droch Shaol* [en línea]. En: <http://www.rios.de/koepp/mjk/mickc/ti-phunger.htm>.

BIOTERRORISMO: ENFERMEDADES INFECCIOSAS Y ARMAS QUÍMICAS PARA EL CONTROL POLÍTICO-SOCIAL

*Juan Manuel Sánchez-Yáñez y
Gloria Menjívar*

CONTENIDO

VI. Vías de transmisión de AB

VI.1. Medidas preventivas contra armas químicas

VI.2. Medidas preventivas en un acto de bioterrorismo

VI.3. Acciones después de un ataque químico

Conclusión

Bibliografía

Resumen

El bioterrorismo (BT) es el uso de agentes biológicos (AB) o de sus productos para causar epidemias o intoxicaciones masivas. En la historia humana, los AB se consideran un factor crítico para que países con poder bélico o económico dominen a otros. El objetivo de este capítulo es analizar la importancia del empelo de microorganismos, de virus y de sus productos como armas de destrucción masiva humana, animal o vegetal, para asegurar el control de una nación sobre otras, por razones políticas, sociales o económicas.

Palabras clave: guerra biológica, control político, agente microscópico.

I. Introducción

El terrorismo se define como el uso de la fuerza o violencia en contra de personas o bienes materiales, que viola las leyes penales internacionales, con el objetivo de intimidar, coaccionar o cobrar un rescate. Los terroristas emplean amenazas, que causan pánico en la población, para mostrar a los ciudadanos que su gobierno no los detiene y dar publicidad sus causas (1, 57). Los efectos del terrorismo son diversos: desde la pérdida de vidas humanas y lesiones hasta daños materiales e interrupciones en los servicios públicos, como la electricidad, el suministro de agua, el transporte y las comunicaciones. Una manera en que los gobiernos intentan reducir su vulnerabilidad e impedir incidentes terroristas es aumentar la seguridad en los aeropuertos e instalaciones públicas (4).

El BT es el empleo de AB o de sus productos para provocar epidemias en la población civil de zonas urbanas. Se clasifica en dos tipos: nacional o internacional; el primero, abarca grupos o individuos cuyas acciones están dirigidas a elementos del gobierno y de la comunidad sin intervención extranjera; el segundo, corresponde a terroristas con base en el exterior (1, 3).

II. Antecedentes

El BT normalmente genera algún tipo de enfermedad, muerte, pánico y terror. Consiste en introducir en un país AB del tipo de fitopatógenos, EI humanas, agentes químicos tóxicos o de cualquier otra clase contra la vida o la salud de las personas, animales o vegetales de valor comercial (10, 11). En ataques BT, un pequeño número de personas se lesionan, aunque sí inducen al pánico en la mayoría de la población, que cambia su comportamiento como consecuencia de estos actos (5, 7).

II.1. Agentes Biológicos (AB)

Son microbios patógenos o sus toxinas que causan enfermedad o muerte en personas, animales y plantas. Los AB se dispersan en aerosoles, en partículas transportadas por el aire. Los terroristas los usan para contaminar alimentos y agua porque son difíciles de detectar. Los agentes químicos matan o incapacitan a la gente, al ganado y destruyen cultivos agrícolas (12,

13). Los AB carecen de olor o sabor y tienen un efecto inmediato de segundos a minutos o de horas a días (10, 20). Antes de los ataques del 11 de septiembre de 2001, en Nueva York y en el Pentágono (Washington), se empleaban exclusivamente bombas con dispositivos explosivos detonados de gas lacrimógeno en tubos metálicos o incendiarios (16, 17).

Los países poderosos intentan reducir la vulnerabilidad y los incidentes terroristas con una mayor y más compleja seguridad en sitios claves para el funcionamiento de una nación. El gobierno de EE.UU. trabaja con otros para limitar las fuentes de apoyo económico al terrorismo. El ataque del 11 de septiembre con cartas de ántrax fue una nueva modalidad, mientras que la táctica de matar personas en tiempos conflictivos por contagio no es nueva, existe desde los inicios de la civilización. Las EI por microorganismos se utilizan como arma de destrucción masiva en la eliminación de la población humana en distintos países (19, 21).

III. El bioterrorismo en la historia humana

Las evidencias históricas señalan que, en las cruzadas, los ejércitos cristianos lanzaban cabezas de soldados turcos muertos por peste bubónica o negra, lo que causó una epidemia en esas tropas. Esta EI asiática se extendió de esa manera al mundo. Posteriormente, en Italia, se registró que dos reinos entraron en conflicto: uno, en sitio, y otro, como sitiador, pelearon por meses hasta que un día uno de los soldados del ejército sitiador le comunicó al comandante responsable que a pocos kilómetros había peste negra. Este pensó un momento y ordenó transportar con cuidado un par de cadáveres de ese lugar a la zona del sitio. Cuando los soldados llevaron los cadáveres, los colocaron en catapultas y los lanzaron sobre las murallas del castillo; luego, el comandante agregó: "Aléjense y esperen". Dos semanas después, las puertas del castillo se abrieron, y aparecieron dos hombres en agonía. Entonces, el comandante exigió: "Sin tocarlos, mátenlos, quemen el castillo y tómenlo" (22, 24).

En 1700, un general del ejército de Inglaterra envió cientos de cobijas contaminadas con viruela de un hospital inglés, como regalo para las naciones indias de Norteamérica. Esta acción causó una epidemia que las exterminó y que facilitó la conquista de sus tierras por parte de ese país de Europa (25, 27). Un hecho similar sucedió en la invasión española, durante la conquista del imperio azteca en México, con la viruela que acabó con esta civilización y eliminó a la población nativa cubana, al igual que a la peruana del reino inca. De esta manera se aceleró el dominio español de América (29, 30).

Entre 1939 y 1945, los japoneses tuvieron una unidad, la 730, con la que investigaron EI del tipo del cólera, la peste, la fiebre amarilla, etcétera. Realizaron experimentación para su dispersión eficaz con prisioneros chinos, australianos, filipinos e ingleses, capturados durante el dominio japonés en el Pacífico. De esas estrategias, lograron formas para infectar y transportar EI, desde esa zona del mundo hasta lugares lejanos en globos de hidrógeno, que volaron a 11.000 m de altura, para alcanzar las corrientes de aire continental y, en 86 horas, llegar a las costas de EE.UU. Estos globos contenían perlas de cerámica con pulgas infectadas con *Y. pestis*. Afortunadamente, la mayoría de los globos explotó en el viaje. Un globo, al aterrizar en la costa oeste de ese país, provocó la muerte de cinco miembros de una familia. La explosión de esos globos mató las pulgas, pero demostró que es posible transportar una EI, en su insecto vector, desde un continente hasta otro en un tiempo relativamente corto. Al concluir la Segunda Guerra Mundial con la rendición del Japón, los norteamericanos negociaron la libertad y la seguridad personal del médico responsable de la unidad 730, a cambio de la información obtenida en los seis años de su investigación (31, 33).

Hoy los gobiernos de países del Primer Mundo actualizan sus AB con bacterias y virus de mayor peligro para humanos, animales y plantas. En consecuencia, la OMS tiene un alerta sobre la capacidad bélica de las naciones ricas e, incluso, de países que viven en extrema pobreza como África y la India (34, 36).

III.1. Un ensayo de un acto de bioterrorismo

Imaginemos que bioterroristas diseminan el virus de viruela en un centro comercial de EE.UU. Este agente ultramicroscópico patógeno humano infecta a los compradores. En una semana se diagnostica la enfermedad en 20 personas; luego, se propaga en los días siguientes. El sistema de atención sanitaria no es suficiente; las fronteras se cierran; la economía se desestabiliza. Después de veintiún días, la viruela es una epidemia que se detecta en 25 estados, cruza la frontera de esa nación e infecta a los pobladores de países vecinos, en especial a los pobres. Más adelante se reportan 16.000 casos con 1.000 fallecimientos. Tres semanas más tarde, se calcula que existen 300.000 infectados y una tercera parte muere. Esta situación no es el argumento de una película de ciencia ficción, sino que fueron los resultados de una simulación informática, realizada en junio de 2001, por investigadores en bioguerra de los EE.UU., en la prevención de un ataque biológico (38, 39, 41).

En la historia humana, el BT ha sido común, desde fines del siglo XIX, cuando se descubrió que ciertas bacterias y virus son responsables de EI. De ahí surgieron nuevas posibilidades en la guerra, aplicados como AB, en el control político, social y económico de los países (42, 45).

III.2. Una guerra biológica

La guerra biológica es la propagación deliberada de una o varias EI en humanos, animales o plantas, mediante el contagio con microorganismos patógenos vivos. Los AB se deben multiplicar para enfermar, incapacitar o matar personas e, incluso, acabar con cultivos agrícolas (37).

En 1972, los EE.UU., la ex Unión Soviética y otras naciones desarrolladas tuvieron que firmar un acuerdo internacional antibélico por más de veinticinco años para que se prohibieran las guerras biológicas. Sin embargo, ciertos países fabrican y acumulan AB letales en secreto (46, 48). ¿Qué condujo a su proscripción oficial? En 1970, se decía que los AB letales no eran prácticos en batalla, pues sus efectos no son inmediatos, los síntomas son lentos, y su eficacia varía en provocar la muerte. Aunque presentan la ventaja de que se producen en secreto, la identidad del agresor es oculta y un ataque con AB es silencioso e invisible, de acción lenta y mortal y causa terror. Por ello se reportan atentados contra cultivos agrícolas o ganado, para ocasionar escasez de alimentos y crisis económica (49, 51).

Las AB tienen un costo relativamente bajo, se calcula que el precio de asesinar civiles en un kilómetro cuadrado, con armas convencionales es de 2.000 dólares; con las nucleares, de 800 dólares; con los gases neurotóxicos de 600 dólares, en comparación con las AB por el equivalente a un dólar estadounidense (52, 54).

Fuentes oficiales señalan que si terroristas realizan experimentos con AB, estos o la organización tienen que superar algunos problemas técnicos, como la forma de obtener el microorganismo patógeno, su uso correcto, el almacenaje y la manipulación en su producción masiva, ya que, en baja concentración, los AB rara vez enferman a personas o animales, tampoco a cultivos agrícolas (55, 57). Las AB tienen limitada supervivencia fuera del laboratorio, solo una pequeña fracción alcanza el objetivo. Se requiere una concentración relativamente alta en un ataque devastador. El terrorista mantiene vivo al AB hasta el lugar de su liberación, conoce la manera de dispersarlo, se asegura de que las partículas que lo transporten sean del tamaño adecuado para diseminarlo en una amplia zona y causar una epidemia o pandemia (3, 58). Investigadores especializados en BT, usaron por más de 10 años un sistema de propagación: cuando los microorganismos patógenos se liberan en la atmósfera, la luz solar y la variación de temperatura los aniquilan (2, 29). Por lo tanto, existen pocos atentados BT con AB, y en estos, el número de víctimas mortales es reducido. Recientemente, en los EE.UU., las cartas con ántrax mataron a cinco personas, pero se habrían producido más víctimas con un explosivo o una pistola. Se calcula que, desde 1975, el 96% de los atentados terroristas con armas químicas o AB fallaron o bien lesionaron a un máximo de tres personas (4, 39).

Al reconocer lo difícil del éxito de una AB, el British American Security Information Council (Consejo de Información Americano Británico de Seguridad) señaló que "aunque no haya altas probabilidades de un ataque BT, las consecuencias serían terribles". El hecho de que existan dificultades técnicas indica que no son comunes los ataques de esa clase; no obstante, la historia no es una guía segura del porvenir. Si los atentados del pasado fallaron, en el futuro podrían ser exitosos, ya que los bioterroristas, en las condiciones actuales, están decididos a provocar epidemias o pandemias (21, 33) con nueva tecnología y recursos económicos de los gobiernos del Primer Mundo. Al respecto, un analista comentó: "Aquellos países que por ambiciosos y extremistas se negarán a usar armas no convencionales con terroristas, porque es difícil tenerlos bajo control, sí las podrían emplear para intimidar, pero no en una guerra verdadera". Lo que preocupa es que terroristas con ofertas lucrativas contraten científicos que trabajen en BT, sin importar la ética. Estos podrían crear nuevas estrategias con AB mediante ingeniería genética y biotecnología, para modificar microorganismos inocuos que liberen toxinas que no sean detectadas por los métodos comunes de seguridad, o bien, hacer a esos agentes microscópicos resistentes a los antibióticos de amplio espectro e, incluso, a vacunas, lo que haría fácil su propagación para provocar una epidemia (10, 19, 21).

Ciertos científicos, que desertaron de la ex Unión Soviética, generaron una clase de peste resistente a 16 antibióticos, mediante biotecnología e ingeniería genética, lo que aumentó su riesgo en uso como AB contra la población civil. Esos científicos rediseñan una mayor variedad de esos agentes infecciosos resistentes a biocidas y antibióticos, los hacen fáciles de producir, aplicar, adaptar con efectos predecibles y que se autodestruyen, después de un número determinado de divisiones celulares. Luego de alcanzar sus objetivos, en el futuro, es posible que terroristas diseñen AB indetectables, especializados en bloquear el sistema inmunológico de la población, para hacerla susceptible a cualquier EI como el SIDA. ¿Quién podría identificar si ese cambio a la virulencia del patógeno se debe a una mutación natural o a una manipulación genética realizada por una acción de BT? Un oficial naval de los EE.UU. escribió: "Los creadores de AB exploran el potencial de la biotecnología con mejores y sofisticados agentes de destrucción masiva, por ello el posible control de BT no es técnico, sino ético" (16, 26, 33).

IV. Breve descripción de agentes químico-biológicos

a) Químicos:

Son gases u aerosoles, líquidos y sólidos, que son tóxicos para la población humana, animal y vegetal, que se emiten con bombas desde aeronaves, embarcaciones y vehículos. Como característica, no tienen olor, ni sabor, y son de efecto inmediato o retardado desde minutos hasta días (15, 40). Existen 4 tipos: 1) los respiratorios, que dañan los pulmones, como el fosgeno o el cianuro; 2) los vesicantes, que causan ampollas; 3) los que atacan el sistema nervioso, como los del tipo de gas mostaza de la clase GA (tabun); 4) los incapacitantes, usados en motines públicos (41, 44).

b) Biológicos:

Pueden ser microorganismos, o sus toxinas, que matan o incapacitan a personas y al ganado, y destruyen cultivos agrícolas. Los básicos son: bacterias, virus, hongos y sus toxinas (50).

IV.1. Bacterias

Son seres microscópicos que se multiplican por división simple; fáciles de cultivar artificialmente, causan EI controlables con antibióticos (5, 36, 46).

IV.2. Virus

Son moléculas de ácidos nucleicos: ADN o ARN, que solo se reproducen en células vivas humanas, animales o de plantas, y que no se eliminan con antibióticos, pero sí con antivirales (13, 25).

IV.3. Hongos:

Son seres microscópicos filamentosos con esporas, que generan sustancias tipo aflatoxinas, que provocan intoxicaciones e inducen algunos tipos de cáncer en humanos y animales (45).

IV.4. Toxinas:

Se extraen de plantas, animales o microorganismos vivos. Un ejemplo es la sintetizada por el género de la bacteria anaeróbica: *Clostridium botulinum,* responsable de intoxicación alimenticia. Presenta una neurotoxina que provoca: parálisis muscular progresiva; visión borrosa; párpados caídos; dificultades para hablar y deglutir; sequedad en la boca; y debilidad muscular, que comienza en los hombros y desciende por el cuerpo, y que luego inmoviliza los músculos respiratorios, con la consecuente muerte del afectado. La toxina botulínica es fácil de producir y transportar. Las personas intoxicadas necesitan cuidados intensivos y prolongados. Se reporta que los EE.UU. la poseen como parte de su arsenal de AB (18, 28).

V. Enfermedades infecciosas como armas biológicas

V.1. *Ántrax maligno o carbunco*

Es una EI provocada por *Bacillus antracis*, bacteria que forma esporas. Tras su inhalación y contagio se observan los síntomas de un resfriado común con complicaciones agudas respiratorias. El paciente entra en choque y muere. Tratada a tiempo, la infección puede ser controlada con antibióticos; el contagio de persona a persona es mínima, pero no imposible. Se sabe que desde la mitad del siglo XX, los EE.UU. y la ex Unión Soviética tienen ántrax. Unos 100 kg liberados en aerosol en una ciudad podrían ser tan letales como una bomba de hidrógeno (4, 34, 54). Los países que mantienen programas con AB aumentaron de 10, en 1989, a 17, en 1995. La situación de cuántas naciones del mundo producen ántrax en 2008 se ignora, pero es seguro que alguien en algún lugar del mundo lo hace (1, 2).

V.2. *Peste*

Es una EI causada por *Yersinia pestis*. Existen dos tipos: neumónica y bubónica, con los siguientes síntomas: fiebre, dolor de cabeza, debilidad, tos y septicemia. Sin antibióticos, la muerte es rápida; se transmite de persona a persona por gotitas de saliva. En el siglo XIV, en China, la peste mató durante 5 años a 13 millones de personas; en Europa, entre 20 y 30. En las décadas de 1950 y 1960, los EE.UU. y la ex Unión

Soviética desarrollaron técnicas de propagación de peste. Se sospecha que científicos de ambos países intentan usarla en BT, con el consecuente riesgo potencial para la humanidad (14, 24, 37).

V.3. *VIRUELA*

Es provocada por un virus, y los síntomas son: fiebre alta, fatiga, dolores de cabeza y espalda, con ampollas en el cuerpo y pus; un tercio de los infectados muere. La viruela fue erradicada en 1977. Su vacunación habitual cesó en 1975, en países como los EE.UU. Actualmente, se desconoce si las personas vacunadas poseen inmunidad permanente. Se transmite de persona a persona, por la saliva o la ropa de cama de los enfermos. Desde 1980, la ex Unión Soviética tuvo un programa de viruela adaptado a misiles balísticos intercontinentales. La OMS reconoce el riesgo de que ese virus se use para causar una pandemia para el control político, económico y social de países (39, 49). A diferencia de las bombas y gases neurotóxicos, la viruela es sutil, su período de incubación hace que un mínimo de personas ingresen en hospitales. Cuando los profesionales de la salud confirman el diagnóstico, ciudades enteras reportan una epidemia. Si actualmente la viruela se liberara, la mayor parte de la población mundial estaría indefensa, con un índice de mortalidad del 30%, y morirían 2.000 x 10 6 personas, principalmente en países pobres (41, 58).

VI. Vías de transmisión de los AB

Los AB se dispersan como aerosoles en el aire y forman un rocío fino, que se extiende por kilómetros. Al inhalarse infectan a personas, animales o plantas. Existen aquellos que se propagan con insectos-vectores: pulgas, moscas y mosquitos, o por animales: ratas, aves, o por alimentos y agua. Los AB sobreviven en el ambiente (27, 35). Su transmisión es posible por medios mecánicos, como sucedió en el otoño de 2001, cuando las esporas de ántrax en un polvo blanco se enviaron por correo a personas del gobierno en EE.UU. Las máquinas de clasificación de la correspondencia postal, al abrirlas, dispersaron las esporas en aerosoles y causaron pánico en el público. Una de las maneras comunes de propagación de AB más eficaz es de persona a persona, como sucede en la diseminación de EI (48).

VI.1. Medidas preventivas contra armas químicas

Para la prevención de ataques con armas químicas (AQ), se aconseja: reunir un equipo de suministros para desastres, un radio comercial de batería con repuestos, tijeras, alimentos no perecederos y agua potable. También, un rollo de cinta adhesiva para sellar conductos y hojas de plástico que se ajusten a puertas, ventanas y salidas de ventilación para la habitación en la que se refugiará y que impidan la entrada de AQ. Además, un botiquín de primeros auxilios, papel higiénico, jabón, blanqueador y agua (19, 47).

VI.2. Medidas preventivas en un acto de bioterrorismo

Se recomienda escuchar la radio; asegurarse de llevar consigo una de baterías para seguir instrucciones de las autoridades; permanecer dentro o evacuar el área. Si se indica quedarse en el refugio, cerrar la ventilación, la calefacción y los acondicionadores de aire. Ir a una habitación interna sin ventanas y sellar con cinta adhesiva o con hojas de plástico los conductos. Usar un espacio de 3.5 metros cuadrados de piso por persona. Ello será suficiente aire para evitar la acumulación de bióxido de carbón hasta por 5 horas (40, 50); mantenerse en áreas protegidas de vapores tóxicos hasta que se reduzcan o eliminen. Si se puede salir de un área no protegida, intentar ir con la dirección del viento contraria al área contaminada; en síntesis, buscar protegerse tan pronto sea posible (20, 31).

VI.3. Acciones después de un ataque químico

Los síntomas inmediatos de la exposición a AQ son: vista borrosa, irritación en los ojos, dificultad para respirar y náuseas. Una persona afectada por un AQ requiere atención médica inmediata. Si no es posible, evitar contaminarse para reducir riesgos de salud; no salir del refugio, a menos que las autoridades lo recomienden; extremar precaución al ayudar a los que se hayan expuesto a AQ; desechar la ropa y los artículos en contacto con el cuerpo; cortar las prendas que se quitan por la cabeza para evitar el contacto con ojos, nariz y boca; eliminar en bolsa plástica; descontaminar las manos con agua y jabón; eliminar lentes de contacto o colocar en blanqueador doméstico para descontaminar; lavar los ojos, cara y cabello; bañarse con agua y jabón sin restregar; cambiar la ropa por la que está guardada en gavetas o clósets; si es posible, acudir a un hospital (9, 29).

VI.4. Acciones después de un ataque biológico

En ataques con AB, puesto que no se sabe a qué tipo fue expuesta la población, excepto por síntomas de la EI, se requiere atención médica inmediata. En las cartas con ántrax en 2001, la gente fue alertada. Es necesario escuchar y obedecer las advertencias e instrucciones oficiales por radio, televisión y sistemas de emergencia. La piel o ropa en contacto con algo infeccioso deben eliminarse y buscar un hospital a la brevedad posible (21, 38).

VII. Conclusión

Resulta imperativo contar con una educación de verdadera conciencia a todo nivel en la sociedad humana, apoyada por los gobiernos del mundo para controlar el uso de agentes biológicos, de químicos para prevenir el bioterrorismo, con una educación cuya prioridad sea el respeto a la vida y a los derechos humanos, con sistema de repartición de la riqueza equitativa que minimice el riesgo de confrontaciones bélicas con AB o AQ, con lo que se podría garantizar una vida de calidad humana.

Dedicado
A la memoria de Mariano Matamoros, Pedro Moreno y Jesús Terán por su trabajo en favor de la nación mexicana.

Agradecimientos:
A la CIC-UMSNH (2010) por el proyecto 2.7, y a BIONU-TRA S.A. de C.V., por el apoyo económico.

VIII. Bibliografía

1. Amon, S., Schechter, R., Inglesby, T., et ál. (2001). "Botulinum toxin as a biological weapon. Medical and public health management". *JAMA* (285), pp. 1059-1070.
2. Cole, L.A. (1996). "The specter of biological weapons". *Sci Am* Sci Am (276), pp. 30-35.
3. De León-Rosales, S. P. et ál. (2001). "Bioterrorismo: apuntes para una agenda de lo inesperado". *Salud Púbica de México* (43), pp. 589-592.
4. Del Río-Chiriboga, C. y Franco-Paredes, C. (2001). "Bioterrorismo: un nuevo problema de salud pública". *Salud Pública de México* (43), pp. 585-587.

5. Inglesby, T., Dennis, D., Henderson, D. et ál. (2000). "Plague as a biological weapon". *Medical and public health management. JAMA*(283), pp. 2281-2290.

6. Inglesby, T., Henderson, T., Barlett, J.G. et ál. (1999). "Anthrax as a biological weapon". *Medical and public health management. JAMA* (281), pp. 1735-1742.

7. Meselson, M., et ál. (1979). "The Sverdlovsk anthrax outbreak of 1979". *Science* (266), pp. 1202-1207.

8. Jerrigan, J.A., et ál. (2001). "Bioterrorism related inhalational Anthrax: The first 10 cases reported in the United States". *Emerg Infect Dis* (6), pp. 1-26.

9. Franco-Paredes C. et ál. (2003). "Enfrentando el bioterrorismo: aspectos epidemiológicos, clínicos y preventivos de la viruela". *Salud Pública de México* (45), pp. 298-299

10. Ceballos, M.A. (2005) *¿El fin del mundo? Las armas biológicas* [en línea]. En: <http://www.lavision.com.ar/tapa/inform/mental/ciencia/antrax.htm>.

11. Tucker, J. (1999). "Historical trends related to bioterrorism: An empirical analysis". *Emerg Infect Dis.* (5), pp. 498-504.

12. Kaufmann, A.F., Meltzler, M.I. y Schmidt, G.P. (1997). "The economic impact of bioterrorist attack". *Emerg. Infect Dis.* (3), pp. 83-84.

13. Tucker, I.B. (1997). "National health and medical services response to incidents of chemical and biological terrorism". *JAMA* (287), pp. 362-368.

14. Geiger, H.I. (2001). "Terrorism, biological weapons and bonanzas: Assesing the real threat to public health". *Am. J. Public Health*(91), pp. 708-709.

15. Spencer, R.C. y Lightfoot, N.F. (2001). "Preparedness and response to bioterrorism". *J. Infect.* (43), pp. 104-110.

16. Fidler, D.P. (2001). "The malevolent use of microbe and the rule of law: Legal challenges presented by bioterro-

rism". *Confronting Biological Weapons* (33), pp. 686-689.

17. Ertitzer, E.M. jr. (1999). "Education is the key to defense against bioterrorism". *Ann Emerg Med*(34), pp. 221-223.

18. Keim, P. (2004). "Worldwide genetic relationships among *Francisella tularensis* isolates determined by multiple-locus variable-number tandem repeat analysis". *J. Bacteriol* (186), p. 5808.

19. Waeckerle, J.F. (1991). "Disaster planning and response". *N. Engl J Med.* (324), pp. 815-821.

20. Waeckerle, J.F. (2000). "Domestic preparedness for events involving weapons of mass destruction". *JAMA* (283), pp. 252-254.

21. Secretaría de Salud. (2001). Subsecretaría de Prevención y Protección de la Salud. Dirección General de Epidemiología. *Lineamientos para la vigilancia, prevención, control, toma y manejo de muestras de laboratorios de enfermedades asociadas a riesgos biológicos.* México.

22. Jortani, S.A., Zinder, J.W. y Valdes, R. (2000). "The role of the clinical laboratory in managing chemical or biological terrorism". *Clin Chem.* (46), 1883-1893.

23. Williams, J.L. y Sheesley, D. (2000). "Response to bioterrorism directed against animals". *Ann NY Acad Sci* (916), pp. 117-120.

24. Pesik, N., Keim, M.E. e Iserson, K.V. (2001). "Terrorism and the ethics of emergency medical care". *Ann Emerg Med.* (37), pp. 642-646.

25. Balk, S.I., Abramson, I.S., Baker, C.J. y Peter, G. (2000). "Chemical-biological terrorism and its impact on children: A subject review". *Pediatrics* (105), pp. 1-5.

26. Mandell, R. (2000). *Principles and practice of infectious diseases.* 5.th ed. Londres: Churchill Livingstone, Inc.

27. Franz, D.R. et ál. (1997). "Clinical recognition and management of patients exposed to biological warfare agents". *JAMA2* (78), pp. 399-411.

28. Biological and chemical terrorism (2000). *Strategic plan for preparedness and reasons.* Recommendations of the CDC Strategic Planning Workgroup. MMWR. Mor Mortal Wkly Rep. (49), pp. 1-13.

29. Update (2001). *Investigation bioterrorism-related Anthrax and interim guidelines for exposure management and antimicrobial therapy.* MMWR. Morb Mortal Wkly. 50:909-919.

30. Gradon J. (2000). "An outbreak of Ebola virus: Lessons for everyday activities in the intensive care unit". *Crit Care Med.* (28), pp. 284-285.

31. Roberson, S.E. et ál. (1996). "Yellow fever: a decade of emergency". *JAMA* (276), pp.1157-1162.

32. Klietmann, W.F. (2001). "Bioterrorism: Implications for the clinical microbiologist". *Clin. Microbiol Rev.* (14), pp. 364-381.

33. Kortepeter, M. et ál. (2001). USAMRIID'S *Medical management of biological casualties' handbook, 4.th ed.,* Fort Detrick (MD): US Army Research Institute of Infectious Diseases (USA-MRIID).

34. Spencer, R.C. y Lightfoot, N.F. (2001). "Preparedness and response to bioterrorism". *J. Infect.* (43), pp.104-110.

35. Diamond, J. (1999). "Up to the starting line". *In Guns germs, Steel, The fates of the human societies.* New York : WW Norton & Co eds., pp: 35-52.

36. Giesecke, J. (1999). *Mathematical models for epidemics. In Modern Infect Dis Epidemiol.* EE.UU.: Oxford University Press, pp: 109-123.

37. Christopher, G., Cieslak, T., Pavin, I., et ál. (1997). "Biological warfare: a historical perspective". *JAMA* (5), pp. 412-417.

38 Sánchez-Yánez, J.M. (2006). *Bioterrorismo: impulsor de los cambios políticos y sociales* [en línea]. En <http://www.monografias.com>.

39. Snacken, R., Kendal, A., Haaheim, L. y Wood J. (1999). "The next influenza pandemic. Lessons from Hong Kong". *Emerg Infect Dis.* (5), pp. 1-11.

40. Perry, R.D. y Fetherston, I.D. (1997). "*Yersina pestis* etiologic agent of plague". *Clin Microbiol Rev.* (10), pp. 35-66.

41. Slack, P. (1989). "The Black Death past and present". *Trans R Soc trop med Hyg.* (83), pp. 461-463.

42. Derbes, V.J. (1996). "De Mussis and the great plague of 1349: A forgotten episode of bacteriological war". *JAMA* (196), pp. 59-62.

43. Henderson, D., Inglesby, T., Bartlett, J.G.et ál. (1999). "Smallpox as a biological weapon". *Medical and public health management. JAMA* (281), pp. 2127-2137.

44. Breman, J.G. y Henderson, D.A. (1998). "Poxvirus dilemmas: Monk pox, mall pox and biological terrorism". *N. Engl J. Med* (339), pp. 556-559.

45. Rosenthal, S.R., Merchlinsky, M., Kleppinger, C.et ál. "Developing new smallpox vaccines". *Emerg Infect dis* (7), pp. 1-14.

46. Harris, S. (1992). "Japanese biological warfare research on humans: Case study of microbiology and ethics". *Ann NY Acad Sci* (66), pp. 21-52.

47. Van Courth Moon, J.E. (1992). "The Korean War case". *Ann NY Acad Sci.* (666), pp. 53-83.

48 Dennis, D.T., Inglesby, T., Henderson, T.et ál. (2001). "Tularemia as a biological weapon". *Medical and public health management. JAMA* (285), pp. 2763-2773.

49. Simon, J.D. (1997). "Biological terrorism. Preparing to meet the threat". *JAMA* (278), pp. 428-430.

50. Zilinskas, RA. (1997). "Iraq's biological weapons. The past as future". *JAMA* (278), pp. 418-424.

51. Torok, T.J., Tauxe, R.V., Wise, R. et ál. (1997). "A large community outbreak of *salmonellosis* caused by intentional contamination of restaurant salad bars". *JAMA.* (278), pp. 389-395.

52. Wu Dunn, S., Miller, J, y Broad, W. (1998, 26 de mayo). "How Japan germ terror alerted world". En *New York Times*, pp: 1-6.

53. Lane, C.H. y Fauci, A.S. (2001). "Bioterrorism on the home front. A new challenge for American medicine". *JAMA* (286), pp. 2579-2599.

54. Borio, L., Frank, D., Venkat, M.et ál. (2001). "Death due to bioterrorism-related inhalation anthrax. Report of two patients". *JAMA* (286), pp. 2554-2559.

55. Jeringen, J., Stephens, D.S. y Ashford, D.A. et ál. (2001). "Bioterrorism-related inhalation anthrax: The first 10 cases reported in the United States". *Emerg Infec Dis.* (7), pp. 1-26 o [en línea]: <http://www.cdc.gov/incidod/EID/vol7nov6/jernigan.htm>.

56. Quintiliani, R., Jr., Majan, A.K. y Quintiliani, R. (2001). "Fatal case of inhalation anthrax mimicking intra-abdominal sepsis". *Clin Infect Dis.* (33), pp.1-10 o [en línea]: <http://www.emory.edu/ID/011434.web.pdf>.

57. CDC. (2001). *Recognition of illes associated with the international release of a biologic agent.* MMWR. Morb Mortal Wkly Rep. (50), pp. 893-897.

58. Update 2001. *Investigation of bioterrorism-related Anthrax and interim guidelines for clinical evaluations of person with possible Anthrax.* MMWR. Morb mortal Wkly. Rep. (2), pp. 941-948.

ANTIBIÓTICOS: ARMAS BIOLÓGICAS CONTRA LAS ENFERMEDADES INFECCIOSAS HUMANAS, ANIMALES Y VEGETALES

Juan Manuel Sánchez-Yáñez

CONTENIDO

Resumen

El concepto básico en el cual se apoya la quimioterapia médica, veterinaria y fitosanitaria es la inhibición selectiva de la proliferación del microorganismo patógeno, sin daño para el hospedero, lo que se logra al diferenciar entre el metabolismo de ese agente etiológico y la funcionalidad de las células humanas, animales o vegetales. Un ejemplo clásico son la penicilina y la cefalosporina, antibacterianos eficaces que impiden la síntesis de peptidoglucano, componente básico de la pared celular bacteriana. De esa forma inhiben la división celular del procariote, pero no la del hospedero, donde esa estructura no existe. La célula bacteriana posee cuatro sitios fundamentales funcionales: pared celular, ribosomas, ácidos nucleicos y membrana plásmica, que difieren de la célula humana, animal y vegetal. Para que la acción de los antibióticos sea oportuna en el tratamiento de enfermedades infecciosas, desde mediados del siglo XX, la humanidad los usa en el control de las enfermedades causadas por agentes etiológicos.

Palabras clave: microorganismos, enfermedad, prevención, control, muerte, salud.

I. Introducción y antecedentes

El hombre, los animales y los vegetales en contacto con la naturaleza están expuestos al ataque de seres microscópicos que los enferman y, eventualmente, los aniquilan. Con el descubrimiento de los microorganismos, su aislamiento y modo de ataque en los seres vivientes, se obligó al desarrollo, en principio de manera accidental, de una estrategia para su posible control. Pasteur, Koch y Lister sentaron las bases para que Alexander Fleming y, después, Ernst

Chain promovieran las primeras armas biológicas contra los microorganismos patógenos.

Los AB son sustancias producidas por otros seres microscópicos, que pueden tener un efecto bactericida, cuando matan al agente etiológico, o bien, una acción bacteriostática, en el caso de que solo inhiban su división celular. En situaciones clínicas es esencial el uso de un AB de tipo bactericida o bacteriostático. El primero elimina las bacterias patógenas, mientras que el segundo inhibe su reproducción, pero no las mata porque crecen cuando el antibiótico se suspende, aunado a la activación de la defensa del hospedero, como la fagocitosis, para eliminar las bacterias y controlar la infección. Los AB bactericidas tienen utilidad en infecciones, en aquellas que amenazan la vida en pacientes, cuya cuenta de glóbulos blancos leucocitos polimorfonucleares es menor de 500/ml, como la endocarditis, donde la fagocitosis está limitada y la enfermedad progresa. El cuadro 1 muestra, en general, los diferentes mecanismos de acción bioquímica de los antibióticos comunes, empleados en la prevención y control de las EI causadas por bacterias, hongos y protozoarios patógenos humanos, animales y vegetales (2, 3, 5).

Cuadro 1. Modos de acción
de antibacterianos u antimicóticos

Mecanismo	Denominaciones comerciales
Inhibición de síntesis de pared celular en la transpeptidación del peptidoglucano bacteriano	Penicilinas, cefalosporinas, imipenema y aztreonam.
Inhibición de síntesis de proteínas	Vancomicina, cicloserina y bacritracina.
Acción en la subunidad 50S ribosómica	Cloramfenicol, eritromicina y clindamicina.
Acción sobre la subunidad ribosómica 30S	Tretraciclinas y aminoglucosidos: estreptomicina, tobramicina, gentamicina, amikacina, kanamicina, neomicina y espectinomicina.
Inhibición de la síntesis de ácido nucleico	Sulfonamidas y trimetroprim.
Bloqueo de la síntesis de nucleótidos	
Bloqueo de síntesis de ADN	Quinolonas o norfloxacina.
Bloqueo de síntesis de mARN	Rifampina (Rifampicina).
Alteraciones de funciones de membrana celular bacteriana	Sulfato polimixina.
Actividad antibacteriana	Anfotericina B, nistatina y ketoconazol.
Actividad antimicótica	
Sitio incierto mecanismo desconocido	Isoniacida y metronidazol.

Referencias (2, 4, 7, 10)

II. Antibióticos que inhiben la síntesis
de la pared celular bacteriana

II.1. Penicilina

Esta y la cefalosporina inhiben por principio las enzimas transpeptidasas, que catalizan el paso final de la síntesis del peptidoglucano, en bacterias Gram Positivas, como *Staphylococcus aureus,* que causan infecciones en la piel con pus, como las "espinillas". Mediante esta inhibición del grupo amino en el extremo de la pentaglicina de la pared celular, así como en el grupo carboxilo terminal de la D-alanina, de la cadena lateral tetrapeptídica de la misma pared. Dada la estereoquímica de la penicilina, que es semejante al *dipéptido D-alanil-D-alanina,* parte estructural de la pared bacteriana, así inhibe la actividad enzimática de síntesis de pared celular procariote (1, 3, 7).

II.2. FACTORES ADICIONALES EN LA ACTIVIDAD DE LA PENICILINA

a) El primer factor se fija a receptores en la membrana y la pared celular bacterianas, en las llamadas "proteínas fijadoras de penicilina" (PFP). Algunas de estas son transpeptidasas. La función del resto se desconoce, al igual que los cambios en esas proteínas, que ocasionan que la bacteria adquiera resistencia a la penicilina (4, 8).

b) El segundo factor lo constituyen enzimas autolíticas, conocidas como "mureinhidrolasas" ("mureína" como sinónimo de "peplidoglicano"), que se activan en bacterias tratadas con penicilina, las que hidrolizan al peptidoglicano de *S. aureus,* que tolera la acción de ese antibiótico. Al ser resistente, se inhibe su crecimiento y no muere. Las bacterias tratadas con penicilina se eliminan por *lisis.* En consecuencia, entra agua a la bacteria porque la presión osmótica es elevada. Si la ambiental aumenta, la adición de KCI evita que no se rompa la pared celular. La bacteria sobrevive como protoplasto, mientras que la exposición de una bacteria patógena humana animal o vegetal a la lisozima de las lágrimas humanas destruye el peptidoglicano por un efecto osmótico similar a la penicilina. Esta enzima es bactericida, solo lisa si la bacteria está en división cuando sintetiza el peptidoglicano por transpeptidación. Sin embargo, para bacterias patógenas que no se dividen, la penicilina es inútil. Esta y la cefalosporina son antibióticos *Beta-lactámicos*. Su acción antibacteriana es esencial para romper solo una pared celular intacta. El fraccionamiento de este anillo por penicilinasas *beta lactamasas* que inactivan el antibiótico, que es un compuesto natural común. La bencilpenicilina o penicilina G es un núcleo tipo ácido 6aminopenicilaico, típico en penicilinas que tienen una cadena lateral bencilo (10, 12).

La bencilpenicilina es un antibiótico de amplio uso, con tres desventajas superadas con éxito, al modificar su cadena lateral: es de limitada eficacia contra bacilos patógenos humanos, animales y vegetales; Gram negativos susceptibles, a hidrólisis por ácidos gástricos, de ahí que no se ingiere; y otro problema es la hipersensibilidad o *shock* que se causa en individuos susceptibles, en este caso se prohíbe su aplicación por el riesgo de muerte (7, 8).

La eficacia de la penicilina contra los bacilos Gram Negativos se mejora con cambios químicos en la cadena lateral, como se muestra en el cuadro 2. Ahí se observa que la ampicilina y la amoxicilina son activas contra bacilos Gram Negativos, patógenos humanos, animales y vegetales; la penicilina y derivados no son útiles contra *Pseudomonas aeruginosa*, ni *Klebsiella pneumoniae*, por eso se recomiendan otros antibióticos. Aunque su actividad en contra de géneros de bacterias Gram Negativas patógenas aumenta, mientras que su acción contra géneros bacterianos positivos que infectan humanos, animales y plantas decrece (9, 13).

Cuadro 2. Actividad de penicilinas contra enfermedades causadas por bacterias patógenas humanas

Tipo penicilina	Géneros de bacterias patógenas que controlan Cocos Gram Positivos, bacilos Gram Positivos.
G	*Neisseria*, espiroquetas como *Treponema pallidum* que causa sífilis, anaerobios (excepto *Bacteriodes fragilis*), que provocan abscesos en boca, pero no contra géneros de bacilos Gram Negativos.
Ampicilina o amoxicilina	Bacilos Gram Negativos: *Haemophilus influenzae, Escherichia coli, Proteus, Salmonella* y Shigella, pero no Pseudomonas aeruginosa, tampoco en *diarreas* gastroenteritis, fiebre tifoidea y meningitis.
*Carbenicilina o ticarcilina	En infecciones por *P. aeruginosa*, en sinergia con un aminoglucósido, en infecciones pulmonares y personas con quemaduras.
Pipéraciclina	Similar a la carbenicilina, con mayor actividad contra *P. aeruginosa* y *Klebsiella pneumoniae*.

˙El espectro de actividad está incompleto. Se simplifica para mostrar su efecto contra género de bacterias Gram Negativas. Referencias (2, 5, 9).

La segunda desventaja en la penicilina es la hidrólisis en el estómago humano o animal, que se evita por modificación de la cadena lateral, un sitio de rompimiento ácido, en el enlace amida entre la cadena lateral y el núcleo del ácido 6 peniciláico, y otros cambios menores de la cadena lateral, en esa región es la adición de un oxigeno para producir penicilina V, o un grupo amino para en la ampicilina, ambas modificaciones evitan su hidrólisis por ello se administra solo por vía oral (1, 5).

a) Monobactamas

La inactivación de penicilina G por beta lactámicos es otra desventaja, en infecciones por *S. aureus,* como: abscesos, amigdalitis, en piel, etcétera. El acceso de la enzima al anillo *Beta-lactámico* se bloquea por modificación de la cadena lateral y la adición de anillos aromáticos con los grupos metilo o etilo, como es el caso de la meticilina, la oxacilina y la nafcilina. Otra estrategia de la industria farmacéutica contra las bacterias que producen la *Beta-lactamasas* es inhibirlas con el ácido clavulánico, un análogo estructural del antibiótico que tiene escasa actividad antibacteriana, se une a la *Beta-lactamasas* y protege a la penicilina. La combinación de amoxilina y ácido clavulánico es conocida como "augmentin". Se usa actualmente en clínica humana y animal; sin embargo, de cientos de pacientes se aíslan bacterias patógenas resistentes a esta combinación. En general, las penicilinas no son tóxicas a concentración terapéutica. La desventaja principal es que causa hipersensibilidad en ciertos pacientes, lo que se estima que ocurre del 1% a 10% de los casos, cuya reacción de hipersensibilidad a la penicilina provoca: anafilaxia, eritemas cutáneos, anemia hemolítica, nefritis y fiebre yatrógena. La anafilaxia es la complicación más grave que ocurre en un 0,5% de pacientes; no obstante, el índice de mortalidad es de 0,002 % (1:50.000) enfermos, por lo cual es un antibiótico de amplia utilidad en la clínica humana (8, 10, 13).

b) Cefalosporinas

Se trata de un producto de hongos del género *Cephalosporim*, formado por anillos *Beta-lactámicos* de acción similar a la penicilina. Son bactericidas que inhiben la formación de enlaces cruzados en la pared celular del peptidoglicano. Las cefalosporinas tienen un anillo de seis elementos adyacentes, un *Beta lactámico* sustituyente en dos sitios del núcleo del ácido 7-aminocefalosporánico, en tanto las penicilinas presentan un anillo de cinco elementos y una sola sustitución. Al igual que la penicilina, la nueva cefalosporina posee una mayor acción contra bacilos Gram Negativos. Estos antibióticos son eficaces para controlar un amplio espectro de bacterias patógenas humanas, animales y vegetales, producen menos reacciones de hipersensibilidad en humanos que con la penicilina. A pesar de su semejanza estructural, un paciente alérgico a ese antibiótico tiene menos de un 10% de probabilidad de ser hipersensible a la cefalosporina, aunque deben realizarse las pruebas necesarias que aseguren un uso sin riesgo (12).

c) Carbapenemas

Son beta lactamas con estructura diferente a la penicilina y cefalosporina, del tipo de la imipenema (Nformimidoiltienamicina), en la actualidad de uso común con un grupo rnetileno en su anillo, en lugar de azufre, con acción bactericida para resolver casos con géneros de bacterias patógenas humanas, animales y vegetales Gram Positivas y Negativas anaerobias. Además, es eficaz en el control de cocos del tipo: *Streptococcusy, Staphylococcus;* enterobacterias y *Pseudomonas, Haemophilus y Neisseria;* y otros diversos géneros anaerobios, como: *Bacteroides y Clostridium.* No resiste a la mayor parte de las beta lactamasas de estructura diferente a la penicilina y la cefalosporina. Los monobetalactámicos se caracterizan por un anillo, sin estructura cíclica adyacente o monocíclica. El aztreonam es una monobetalactámica eficaz para problemas con géneros de bacilos Gram Negativos del tipo de las enterobacterias y *Pseudomonas,* pero no contra géneros de bacterias Gram Positivas y anaerobias. Este antibiótico tolera las beta lactamasas, es recomendable en personas hipersensibles a penicilinas, y constituye una opción alternativa en el control de enfermedades específicas (14).

II.3. Vancomicina, cicloserina y bacitracina

Estos tres antibióticos inhiben la síntesis de la pared celular bacteriana. Por bloqueo de sus precursores, la vancomicina se fija a la porción D-alanil-Dalanina del pentapéptido de la pared e impide que la subunidad precursora o ácido murámico, el pentapéptido y la glucosalina se incorporen al peptidoglicano en el crecimiento celular de la bacteria patógena. Así evita su reproducción. Es un bactericida eficaz en infecciones por *S. aureus* que resisten a la penicilina. Por su parte, la cicloserina es un análogo estructural de D-alanina e inhibe la síntesis del dipéptido D-alanil-D-alanina en la pared celular de bacterias patógenas. Se usa como antibiótico de segunda generación, contra enfermedades como la tuberculosis por *Mycobacterium tuberculosis*. La bacitracina es un antibiótico polipéptido cíclico, que evita la desfosforilación del fosfolípido que transporta la subunidad de peptidoglucano a través de la membrana celular bacteriana. Con esta acción bloquea la regeneración del lípido transportador e inhibe la síntesis de la pared bacteriana. Es un bactericida en infecciones cutáneas superficiales causadas por *S. pyogenes* e incluye *Corynebacterium* en espinillas, acné, etcétera (15, 16).

III. INHIBICIÓN DE LA SÍNTESIS DE PROTEÍNAS BACTERIANAS

Existen varios antibióticos que inhiben la síntesis de proteínas, en bacterias patógenas humanas, animales y vegetales, sin interferencia con el proceso similar en las células humanas. Su selectividad se debe a la diferencia entre la proteína ribosómica humana y la bacteriana, así como entre el ácido ribonucleico y sus enzimas. Las bacterias patógenas humanas, animales y vegetales tienen ribosomas 70S', con subunidades 50S y 30S, en tanto que las células humanas, solo tienen ribosomas 80S, con subunidades 60S y 40S. El cloramfenicol, la eritromicina y la clindamicina actúan sobre la subunidad 50S. La tetraciclina y otros aminoglucosidos actúan en la subunidad 30S.

Un resumen del modo de acción de estos antibióticos se muestra en el cuadro 3 y su aplicación en clínica se observa en el cuadro 4 (18).

Cuadro 3. Antibióticos que inhiben síntesis de proteínas bacterias patógenas humanas y animales

Antibiótico	Subunidad Ribosómica	Modo de acción	Tipo de actividad bactericida o bacteriostática
Aminoglucosidos o sus nombres comerciales	30S	Bloquea la función del complejo de iniciación y causa lectura errónea del ARN	Bactericida
Tetraciclinas	30S	Bloquea la fijación de tARN al ribosoma	Bacteriostático
Cloramfenicol	50S	Bloquea la peptiditransferasa	Las dos*
Eritromicina	50S	Bloque la translocación	
Bacteriostática Clindamicina	50S	Bloquea la formación de enlaces peptídicos	Bacteriostática

*Cloranfenicol puede ser bactericida o bacteriostático. Esto depende de la bacteria y de la concentración de aplicación.

III.1. ANTIBIÓTICOS QUE ACTÚAN EN LA SUBUNIDAD 30S EN BACTERIAS PATÓGENAS HUMANAS, ANIMALES Y VEGETALES

a) Aminoglucósidos

Son antibióticos bactericidas útiles contra bacilos Gram Negativos patógenos humanos, animales y de plantas. Ciertos aminoglucósidos, como la estreptomicina, son eficaces en una terapéutica combinada con otros antibióticos; en especial contra *Mycobacterium tuberculosis,* responsable de la tuberculosis. La gentamicina, en combinación con la penicilina G, se recomienda contra enterococos que provocan diarreas. El nombre de aminoglucósidos deriva del componente aminoazúcar de su molécula, que se fija al enlace glucosídico con otros derivados de carbohidratos. Los dos modos de acción de los aminoglucósidos se ilustran con la estreptomicina. Es probable que los otros actúen de manera análoga, ya que inhiben el "complejo de iniciación" y leen erróneamente al ARN mensajero (mARN). El primero es el más importante en la acción bactericida del antibiótico, un complejo compuesto de una subunidad 30S, al que se une la estreptomicina en la subunidad 50S y al mARN, que no funciona. Impide la formación del enlace peptídico, no produce polisoma, y el resultado es un "monosoma-estreptomicina" congelada en las bacterias patógenas humanas, animales y de plantas. Tratadas con estreptomicina, se tiene una lectura errónea del codón triplete del mARN, de modo que se inserta un aminoácido equivocado en la proteína. Los sitios de acción sobre la subunidad 30S son la proteína ribosómica como el propio ARN ribosomal (rARN). El resultado de este bloqueo de iniciación y de lectura errónea causa una lesión en la membrana de la bacteria patógena, que muere. La limitación principal de la aplicación de aminoglucósidos es su alta toxicidad en el riñón, el oído y el vestíbulo del octavo nervio craneal. Para evitarla debe medirse regularmente la concentración sérica del antibiótico, el nitrógeno ureico sanguíneo y la creatinina. Estos son los parámetros recomendados, ya que los aminoglucósidos se absorben poco por vía gastrointestinal, dado que atraviesan la barrera hematoencefálica, y se aplican por la vía intracraneal en el caso de meningitis humana (1, 19).

b) Tetraciclinas

Pertenecen a la familia de antibióticos con acción bacteriostática contra bacterias Gram Positivas y Negativas patógenas humanas, animales y vegetales, de tipo micoplasmas, clamidias y rickéttsias (4, 8, 16).

Las tetraciclinas inhiben la síntesis de proteínas, por la fijación de la subunidad 30S ribosómica, al bloquear el aminocilo-TARN (ARN de transferencia), lo que impide la entrada al sitio receptor en el ribosoma. En estas bacterias patógenas, existe la acción selectiva de la tetraciclina, el antibiótico impide la síntesis de proteínas. Su selectividad se basa en la facilidad de captación de la célula bacteriana susceptible, comparada con la célula humana, animal o vegetal. Las tetraciclinas poseen cuatro estructuras cíclicas, con un sustituyente distinto, en los cuatro anillos que tienen un grupo R. Estos antibióticos realizan una acción antimicrobiana semejante, pero su propiedad farmacológica es de diferente toxicidad y presenta dos problemas: suprimen la microbiota normal en la vía digestiva y provocan diarrea. Otro efecto secundario adverso son las manchas en los dientes del feto y en niños pequeños, al formar un depósito de color pardo en los dientes en desarrollo, puesto que las tetraciclinas queman el calcio, por ello están contraindicadas en el embarazo y en niños menores de ocho años (6, 13, 16).

III.2. Fármacos que actúan en la subunidad 50S de bacterias de valor médico y veterinario

a) Cloramfenicol

Este antibiótico es activo contra un amplio espectro de bacterias Gram Positivas y Negativas anaerobias, patógenas humanas, animales y vegetales. Es un bacteriostático contra géneros enteropatógenos, como: *Salmonella typhitiene*. Tiene actividad bactericida contra aquellas que producen cápsulas como la responsable de la meningitis: *Haemophílis influenza, Streptococcus pneumoniae* y *Neisseria meningitidis*. El cloramfenicol inhibe la síntesis de proteínas por fijación a la subunidad 50S ribosómica, mediante el bloqueo de la acción de peptidiltransferasa, lo que evita la formación de nuevos enlaces peptídicos. Así inhibe selectivamente la síntesis proteínica bacteriana. El cloramfenicol se une al sitio catalítico de la transferasa en la subunidad ribosómica bacteriana 50S, pero no a la transferasa de la subunidad ribosómica humana 60S. El cloramfenicol bloquea hasta cierto grado la síntesis de proteínas en mitocondrias humanas en las subunidad 50S, lo que apoya que las mitocondrias evolucionaran de las bacterias. Esta inhibición es la causa de la toxicidad, en la médula ósea humana, dependiente de la dosis. El cloramfenicol es una molécula simple, con un núcleo de nitrobenceno, que deprime la función de la médula ósea, por ello esta porción de su molécula tiene un efecto tóxico en la sangre. Además, inhibe la actividad fisiológica en pacientes de la médula, que reciben elevadas dosis, por períodos prolongados de tiempo. Su efecto tóxico es reversible cuando el medicamento se suspende. Otra desventaja es que causa un tipo de anemia aplásica. Aunque esa reacción no depende de la dosis, se inicia semanas después de la ingestión del antibiótico pero, en este caso, si se suspende, el daño no es reversible. Afortunadamente es una reacción rara que se observa en 1:30.000 pacientes.

b) Eritromicina

Es un bacteriostático de amplio espectro, recomendado para tratar neumonía por *Legionella,* un bacilo Gram Negativo, o por el género *Mycoplasma,* una bacteria, sin pared celular. Es un antibiótico alternativo en infecciones por cocos Gram Positivos en pacientes alérgicos a la penicilina. La eritromicina se fija a la subunidad 50S del ribosoma bacteriano, bloquea la translocación e impide que el ARN de transferencia tARN descarga se desprenda del sitio donador después de formar un enlace peptídico. Tiene una estructura macrólida, compuesta por un anillo de 13 carbonos, a los que se adhieren dos azúcares por enlaces glucosídicos. Este es un antibiótico menos tóxico, y su uso se asocia con malestar gastrointestinal, como un efecto secundario adverso, aun así se recomienda para casos clínicos específicos (10, 18).

c) Clindamicina

El uso de este antibiótico bacteriostático se recomienda en el control de infecciones causadas por bacterias: anaerobias, Gram Positivas como *Clostridium perfringens* y Negativas del tipo *Bacteroides fragilis.* Se fija a la subunidad 50S de los ribosomas de estas bacterias y bloquea la formación del enlace peptídico por un mecanismo bioquímico aun no determinado. La especificidad de la clindamicina contra *Clostridium y Bacteroides* evita la unión a la subunidad 60S del ribosomal humano, animal o vegetal. Su efecto secundario causa colitis *pseudomembranosa*. Esta enfermedad es grave, la clindamicina bloquea la proliferación de *Clostridium difficile,* que libera una exotoxina que induce la formación de pseudomembrana en el colon. En este caso, la vancomicina por vía oral es el antibiótico de elección con excelentes resultados (19, 20).

IV. Inhibición de la síntesis de ácidos nucleicos microbianos sulfonamidas

Las sulfonamidas administradas de manera individual, o en combinación con trimetoprim, son útiles en infecciones de vías urinarias por *Escherichia coli;* en otitis por *S.pneumoniae* o *H influenzae;* en niños, contra *Shigela,* responsable de diarreas; y contra *Nocardia* y *Neisseriae.* Combinadas son antibióticos de elección para prevenir una infestación parasitaria, por *Toxoplasma gonda,* y en otras enfermedades infecciosas graves, como la neumonía por *Pneumocytis carinie.* Las sulfonamidas son agentes bacteriostáticos que bloquean la síntеsis del ácido tetrahidrofólico, donador de grupos metilo. En síntesis de precursores de ácidos nucleicos, específicamente en la formación con adenina, guanina y timina, sus compuestos estructurales son análogos al ácido p-aminobenzoico (PABA), que se condensa con pteridina y forma ácido dihidropteridina, precursor del ácido tetrahidrofólico. Estos antibióticos compiten con PABA por el sitio activo de la enzima dihidropteroato sintetasa, por inhibición de tipo competitivo; se supera con el exceso de PABA. La base de acción selectiva de estos antibióticos se establece en función de que las bacterias patógenas humanas, animales y vegetales sintetizan ácido fólico como precursores de PABA. Las células humanas requieren ácido fólico como un nutriente exógeno, pero carecen de enzimas que lo sintetizan. Por ello las humanas no son sensibles a sulfonamidas. Aunque las bacterias patógenas que usan ácido fólico son resistentes, el grupo *p-amino* de las sulfonamidas es esencial para su actividad por modificación de su cadena lateral. Este antibiótico es económico y no tiene efecto secundario, eventualmente causa fiebre yatrógena, eritemas y supresión de médula ósea; no obstante, son antibióticos de amplio uso en la clínica humana, veterinaria y vegetal (3, 10, 13).

a) Trimetoprim

Este antibiótico inhibe la síntesis de ácido tetrahidrofólico. Su mecanismo de acción es diferente a las sulfonamidas, bloquea a la enzima dihidrofolato reductasa. Su especificidad para bacterias patógenas humanas, animales y vegetales se basa en su mayor afinidad, por la reductasa bacteriana que por la enzima similar humana. El trimetoprim se emplea con frecuencia en combinación con el sulfametoxazol. Los dos agentes actúan con la misma vía metabólica, pero en sitios distintos para inhibir la formación de tetrahidrofolato. Las ventajas de la combinación son; 1) los mutantes bacterianos resistentes a uno de estos antibióticos son inhibidos por otros; 2) los dos actúan de manera sinérgica, cuando se usan juntos bloquean la síntesis a un grado mayor que la suma de inhibición provocadas por cada antibiótico por separado. El trimetoprim-sulfametoxazol es útil para infecciones de vía urinaria, neumonía por *Pneumocystis*, enfermedades gastrointestinales causadas por *Shigella* y se emplea en la profilaxia en pacientes granulocitopénicos para evitar infecciones hospitalarias (18, 21).

IV.2 Inhibición de la formación de ácido desoxirribonucleico

a) Quinolonas

Son antibióticos bactericidas que bloquean la síntesis del DNA bacteriano, por inhibición de DNA girasa, por ejemplo: la norfloxacina y ciprofloxacina. Ambos son activos contra un amplio espectro de bacterias patógenas humanas, animales y vegetales que causan infección en vías respiratorias bajas, en la zona gastrointestinal, en el aparato urinario, en el sistema esquelético y en el tejido blando, incluso, tejido vegetal. Otro antibiótico de este tipo es el ácido nalidíxico, más específico, que se recomienda en el tratamiento de infección de vías urinarias humanas y animales (3, 22).

IV.3 Inhibición de la síntesis de mARN ácido ribonucleico mensajero

a) Rifampina

Es un antibacteriano de uso primario en combinación con otros antibióticos, en el tratamiento de tuberculosis. Tiene un aspecto profiláctico en caso de personas que están en estrecho contacto con pacientes con meningitis causada por *N. meningitidis* o *H.influenzae*. También se recomienda con otros antibióticos para controlar la endocarditis por *Staphylococcus epidermis*, y en personas con válvulas prostéticas de corazón abierto, con excepción de la profilaxia a corto plazo de menin-gitis. Este antibiótico se recomienda combinado con otros, pues es fácil inducir mutantes resistentes cuando se adminis-tra solo. Su modo de acción es de tipo selectivo. Se basa en el bloque de la síntesis del mARN, en la ARN polimerasa bac-teriana, sin afectar a la ARN polimerasa de células humanas, animales y vegetales. Como su color es rojo, con frecuencia la orina, la saliva y el sudor de los pacientes se torna naranja. Este efecto inquieta al paciente, pero es inofensivo. La rifampicina se excreta en concentración elevada en la saliva, lo que explica su éxito en la profilaxia de la meningitis bacteriana, que se ubica en la garganta de los portadores. La rifabutina derivada de la rifampina tiene el mismo modo de acción útil en la pre-vención de enfermedad provocada por *Mycobacterium avium-intracellulare* en pacientes con SIDA (1, 4, 7, 17).

V. Antibióticos que alteran la función de la membrana celular bacteriana

A) Bactrim

Es un antibiótico que actúa en la membrana celular bacte-riana, por su semejanza estructural y química con la celular humana, animal y vegetal por lo que su toxicidad no es selec-tiva para su uso generalizado (3, 5).

B) Polimixinas

Este antibiótico pertenece a la familia de polipeptídicos, como la polimixina E o Colistín. Es útil en clínica humana, animal y vegetal, y actúa contra bacilos Gram Negativos, como *Pseudo-monas aeruginosa*. La polimixina es un compuesto cíclico con diez aminoácidos y seis unidades repetidas de ácidos diamin-obutírico. Los aminos libres con carga positiva actúan como un detergente catiónico, que tiene efecto sobre la estructura fosfolipídica de la membrana celular y causa su lisis (11, 13).

VI. ANTIBIÓTICOS PARA HONGOS PATÓGENOS HUMANOS, ANIMALES Y VEGETALES

a) Anfotericina B y nistatina

Es considerado el primer antimicótico importante en el tratamiento de diversas enfermedades por hongos. Se clasifica como un polieno, ya que posee una serie de siete dobles ligaduras, por su estructura cíclica macrólida. Destruye la membrana celular de los hongos por su afinidad con el ergosterol, componente básico de su membrana que no existe en bacterias, humanos, animales ni vegetales. La anfotericina B causa toxicidad renal, por ello se recomienda medir la creatinina sérica, para ajustar la dosis y ejercer un efecto benéfico, sin daño en el enfermo. La nistatina es otro antimicótico que, por su toxicidad, se usa tópicamente en infecciones causadas por *Candida albicas* y pordermatóficos en piel y mucosas (6, 9, 12).

b) Ketoconazol

Es un antimicótico, miembro importante de la familia de compuestos imidazólicos, con actividad contra ciertos hongos humanos, animales y vegetales. Bloquea la síntesis de ergosterol, por ello es útil en el tratamiento de bastomicosis, candidiasis mucocutánea crónica, coccidioidomicosis, infecciones cutáneas por dermatófitos, y en tiñas de cuero cabelludo y piel. Otro derivado es el fluconazol, útil en el tratamiento de las infecciones por *Candida y Criptococcus,* que causa meningitis. El tranconazol se emplea en el control de las histoplasmosis y blastomicosis. El miconazol y el clotrimazol son dos imidazoles útiles en la terapéutica de la infección por *Candida* y de dermatofitosis en pacientes inmunosuprimidos, en especial con SIDA (6, 8, 14).

VI.1 Mecanismos de acción inciertos

a) Isoniacida

Este antibiótico es una hidracida del ácido isonicotínico (HAIN). Actúa también como bactericida específico para *Mycobacterium tuberculosis* y otras microbacterias. Se utiliza en combinación con otros antimicrobianos en tratamiento de la tuberculosis, para la prevención de personas expuestas a la enfermedad, ya que penetra en las células y es eficaz contra bacterias patógenas humanas que residen en macrófagos. A pesar de su amplio uso de más de 30 años, su modo de acción aún no está definido. Lo más probable es que sea por bloqueo de la síntesis de ácido micólico, lo que explica su especificidad para esas bacterias causantes de enfermedad y su mínima toxicidad en humanos. Este antibiótico es un metabolito activo como la catalasa-peroxidasa, la cual, por supresión del gen para estas enzimas, genera resistencia al antibiótico. Su principal efecto secundario adverso es la toxicidad hepática. En general, se administra con piridoxina y vitaminas del complejo B para prevenir complicaciones neurológicas, en especial porque las infecciones fúngicas son por tiempo prolongado y, en algunas partes del cuerpo humano, animal y vegetal, el antimicótico tiene dificultad para penetrar y curar (7, 9, 15).

b) Metronidazol

Este antibiótico principal tiene una actividad bactericida contra bacterias anaerobias patógenas humanas y animales, al igual que ciertos tipos de protozoarios que infectan humanos. El metronidazol tiene dos mecanismos de acción, aunque no se sabe cuál es el más importante. El primero, se explica a partir de su especificidad contra anaerobios, ya que, al actuar como "vertedero" de electrones, bloquea en el microorganismo la fuerza reductora que requiere para producir energía. Además, cuando adquiere electrones en la cadena respiratoria, el anillo del antibiótico se divide y forma un compuesto intermediario tóxico, de naturaleza química exacta, así como actividad. El segundo modo de acción se cree que inhibe la síntesis de ADN. Al romper las cadenas, evita el funcionamiento normal como molde para la ADN polimerasa, a pesar de lo cual tiene amplia aceptación en infecciones gastrointestinales y genitourinarias causadas por protozoarios (10, 18, 20).

c) Pentamidina

Es un antibiótico activo contra hongos y protozoarios patógenos humanos y animales. Se usa ampliamente en la neumonía provocada por *Pneumocystis carini,* en pacientes con SIDA, porque inhibe la síntesis de ADN por un mecanismo aún desconocido, pero que es eficaz en el tratamiento de esas enfermedades (11).

VII. Conclusión

Los antibióticos son actualmente elementos esenciales en la prevención y tratamiento de enfermedades infecciosas en humanos, animales y vegetales. Sin embargo, su uso requiere asesoría médica, veterinaria y de fitopatólogos para evitar el que es un grave problema en epidemiología, en control de enfermedades del ganado y de las plantas: la resistencia microbiana, así como los efectos colaterales indeseables en la salud de los enfermos. El futuro de calidad de vida humana, animal y vegetal depende de un uso inteligente, cuidadoso y planeado de los antibióticos.

Agradecimientos
Al proyecto 2.7 de la CIC-UMSNH (2009) por las facilidades y paciencia en la escritura. A Phyyonutrimentos, S.A de C.V. por su apoyo económico.

VIII. Bibliografía

1. Bierbaum, G.y Sahl, H.G. (1995). "Induction of autolisis *of staphylococci* by the basic peptide antibiotics Pep 5 and nisin and their influence on the activity of autolytic enzymes". *Arch. Microbiol.* (141), pp. 249-254.

2. Breukink, E. et ál. (1997). "The C-terminal region of nisin is responsible for the initial interaction of nisin with the target mem-brane". *Biochemistry* (36), pp. 6968-6976.

3. Brotz, H.G., Bierbaum, K., Leopold, P., Reynolds, E. y Sahl, G. H. (1998). "The antibiotic mersacidin inhibits peptidoglycan synthesis by targeting lipid 11". *Antimicrob.Agents Chemother* (42), pp. 154-160.

4. Chen, E.Y., Lee, M. T. y Huang, H. W. (2002). "Sig-moidal concentration dependence of antimicro-bial peptide activities: a case study on alamethicin". *Biophys J.* (82), pp. 908-914.

5. Dalet, K., Cenatiempo, Y., Cossart. P. y Hechard, Y. (2001). "A sigma (54)-dependent PTS pernease of the mannose family in responsible for sensivity of Listeria monocytogenes to mesentericin y 105". *Microbiology* (147), pp. 3263-3269.

6. Hancock, R.E., Falla T. y Brown, M. (1995). "Cationic bactericidal peptides". *Adv. Microb. Physiol.* (37), pp. 135-175.

7. Nielsen, T. H., Thrane, C., Christohersen, C., Anthoni, U. y Sorensen, J. (2000). "Structure, production characteristics and fungal antagonism of tensinting new antifungal Cyclic lipopeptide from Pseudomonas Fluorescens strain 96.578". *J. Appl. Microbial.* (89), pp. 992-1001.

8. Ruhr, E. y Sahl, H-G. (1985). "Mode of action of the peptide antibiotic nisin and influence on the membrane potential of whole cells and on cytoplasmic and artificial membrane vesicles". *Antimicrob.Agents Chemother* (27), pp. 841-845.

9. Sahl, H.G. y Bierbaum, G. (1998). "Lantibiotics: biosynthesis and biological activities of uniquel y modified peptides from gram-positive bacteria". *Annu. Rev. Microbiol.* (52), pp. 41-79.

10. Shai, Y. (1999). "Mechanism of the binding, insertion and destabilization of phospholipids bilayer membranes by á-helical antimicrobial and cell nonselective membrane-lytic peptides". *Biochem. Biophys.* Acta (1462), pp. 55-70.

11. Zasloff, M. (2002). "Antimicrobial peptides of multi-cellular organisms". *Nature* (415), pp. 389-395.

12. Bernan, V.S., Greenstein, M. y Maises, W.M. (1997). "Marine microorganism as a source of new products". *Adv. Appl. Microbiol* (43), pp. 57-58.

13. Grigoryan, L., Haaijer-Rysjamp, F.M., Burgerhof, J.G.et ál. *(*2006). "Self-medication with antimicrobial drugs in Europe". *Emerg Infect Dis.* (12), pp. 452-459.

14. Goossens, H., Ferech, M. y Vander Stichele, R., Elseviers, M y ESAC Project Group (Campos, J., España). (2005) "Outpatient antibiotic use in Europe and association with resistance: a cross-national database study". *Lancet* (365), pp. 579-587.

15. Bastida, T., Pérez-Vázquez, M., Campos, J.et ál. *(*2003). "Levofloxacin treatment failure in *Haemophilus influenzae pneumonia". *Emerg Infect Dis.* (9), pp. 1475-1478.

16. Oteo J. et ál. (2006). "High-level of cefotaxime and ceftazidime resistance in *Escherichia coli:* Spread of clonal and unrelated isolates between the community, long-term care facilities, and hospital institutions". *J Clin Microbiol* (44), pp. 2359-2366.

17. Resi, D., Milandri, M. y Moro, M.L. (2003). "Study group on the use of Antibiotics in children". *Antibiotic prescriptions in children. J Antimicrob Chemother* (52), pp. 282-286.

18. Vaccheri, A., Bjerrum, L., Resi, D., Bergman, U. y Montanaro, N.J. (2002). "Antibiotic prescribing in general practice striking differences between Italy (Ravenna) and Denmark (Funen)". *Antimicrob Chemother* (50), pp. 989-997.

19. Oteo, J., Lázaro, E., de Abajo, F.J., Campos, J. y Spanish EARSS Group. (2004). "Trends in antimicrobial resistance in 1968 invasive *Streptococcus pneumonia* strains isolated in Spanish hospitals (2001-2003): Decreasing penicillin-resistance in children's isolates". *J Clin Microbiol* (42), pp. 5571-5577.

20. Otero, A. et ál. (1997). "Antibióticos en los hogares españoles. Implicaciones médicas y socioeconómicas". *Med Clin (Barc)* (109), pp.782-785.

21. Dirección General de Aseguramiento y Planificación Sanitaria. (1995). Agencia de Evaluación de Tecnologías Sanitarias. Ministerio de Sanidad y Consumo. "Informe sobre resistencia microbiana: ¿qué hacer?" *Med Clin (Barc)* (1, 106), pp. 267-279.

22. Smith, R.D., Coast, J. (2002). "Antimicrobial resistance: a global response". *Bulletin of the World Health Organization* (80), pp. 126-133.

23. Palop, V. y Melchor, A. (2003). "Reflexiones sobre la utilización de antibióticos en atención primaria". *Aten Primaria* (32), pp. 42-47.

24. González Núñez, J., Ripoll Lozano, M.A. y Prieto Prieto, J. (1998). "Automedicación con antibióticos". *Med Clin (Barc)* (11), pp. 182-186.

25. Campos, J. y Baquero, F. (2002). "Resistencia a antibióticos: ¿Qué hacer ahora?". *Med Clin* (119), pp. 656-658.

26. Perz, J.F., Craig, A.S., Coffey, C. et ál. (2002). "Changes in Antibiotic Prescribing for Children After a Communitywide Campaign". *JAMA* (287), pp. 3103-3109.

27. Nyquist, A.C., Gonzales, R. Steiner, J.F. y Sande, M.A. (1998). "Antibiotic Prescribing for Children with Colds". *Upper Respiratory Tract. Infections and Bronchitis. JAMA* (279), pp. 875-877.

28. Pichichero, M.E. (2002). "Dynamics of Antibiotics Prescribing for Children". *JAMA* (287), pp. 3133-3135.

29. Soriano, F. (2002). "Aspectos farmacocinéticos y farmacodinámicos para la lectura interpretada del antibiograma". *Enf Infecc y Microb Clin* (20), pp. 407-412.

30. Bearden, D.T. y Robvoid, K.A. (2000). "Dosage adjustments for antibacterial in obese patients: applying clinical pharmacokinetics". *Clin Pharmacokinetic* (38), pp. 415-426.

31. Andes, D. (2001). "Pharmacokinetic and pharmacodinamic properties of antimicrobial in the therapy of respiratory tract infections". *Current Opin Infect Dis.* (14), pp. 165-172.

32. Dalet, K., Cenatiempo, Y., Cossartm P. y Hechard, Y. (2001). "A sigma (54)-dependent PTS pernaese of the mannose family in responsible for sensivity of Listeria monocytogenes to mesenteric y 105". *Microbiology* (147), pp. 3263-3269.

33. Hancock, R.E., Falla T. y Brown M. (1995). "Cationic bactericidal peptides". *Adv. Microb. Physlol.* (37), pp.135-175.

34. Nielsen, T.H., Thrane, C., Christohersen, C., Anthoni, U. y Sorensen, J. (2000). "Structure, production characteristics and fungal antagonism of tensing-a new antifungal Cyclic lipopeptide from Pseudomonas fluorescens strain 96.578". *J. Appl. Microbial.* (89), pp. 992-1001.

35. Ruhr, E. y Sahl, H-G. (1985). "Mode of action of the peptide antibiotic nisin and influence on the membrane

potential of whole cells and on cytoplasmic and artificial membrane vesicles". *Antimicrob. Agents Chemother* (27), pp. 841-845.

36. Sahl, H.G. y Bierbaum, G. (1998). "Lantibiotics: biosynthesis and biological of uniquel y modified peptides from gran-positive bacteria". *Annu. Rev. Microbiol.* (52), pp. 41-79.

37. Shai, Y. (1999). "Mechanism of the binding, insertion and destabilization of phospholipids bilayer membranes by á-helical antimicrobial and cell nonselective membrane-lytic peptides". *Biochem. Biophys.* Acta (1462), pp. 55-70.

38. Zasloff, M. (2002). "Antimicrobial peptides of multicelular organisms". *Nature.* (415), pp. 389-395.

ÍNDICE

Editorial LibrosEnRed

LibrosEnRed es la Editorial Digital más completa en idioma español. Desde junio de 2000 trabajamos en la edición y venta de libros digitales e impresos bajo demanda.

Nuestra misión es facilitar a todos los autores la **edición** de sus obras y ofrecer a los lectores acceso rápido y económico a libros de todo tipo.

Editamos novelas, cuentos, poesías, tesis, investigaciones, manuales, monografías y toda variedad de contenidos. Brindamos la posibilidad de **comercializar** las obras desde Internet para millones de potenciales lectores. De este modo, intentamos fortalecer la difusión de los autores que escriben en español.

Nuestro sistema de atribución de regalías permite que los autores **obtengan una ganancia 300% o 400% mayor** a la que reciben en el circuito tradicional.

Ingrese a www.librosenred.com y conozca nuestro catálogo, compuesto por cientos de títulos clásicos y de autores contemporáneos.

www.ingramcontent.com/pod-product-compliance
Lightning Source LLC
Chambersburg PA
CBHW030717250326